新潮文庫

こうすれば病気は治る

—心とからだの免疫学—

安保　徹著

新潮社版

8700

目次

第二章　毎日すっきり暮らすには——身近な病気の対処法

第三章　対処法を誤ると重大な事態を招く病気

こうすれば病気は治る——心とからだの免疫学

はじめに

心も体も毎日気持ちよく過ごしたい。これは誰もが願うことだろう。私たちは、体調もよく仕事や勉強がはかどっているときには、自分の体のことなどほとんど気にしないのに、少し頭が重かったり、お腹が痛かったりすると、とたんに体のことが気になりはじめる。高熱や出血などがあった場合にはなおさらである。しかし考えてみると、自分の体のしくみについて、本当に理解している人は少ないのではないだろうか。

私たちの健康状態を知るには、なにがもっとも大切なのだろうか。それは、自律神経の働きを理解することである。すると、もらさず健康状態が把握できる。私たちの体の調節は、基本になればなるほど、単純化している。

その基本の基本が自律神経であり、それは交感神経と副交感神経から成っている。興奮の体調を準備してくれているのが交感神経で、リラックスの体調を準備してくれているのが副交感神経である。たった二つの系の揺れで、すべての体調がつくられているのである。

基本的で単純な系の特徴は、すべてを網羅できることにつながる。細かい複雑な現象は、一見立派そうに見えても、体の働きのごく一部を説明できるに過ぎないのである。専門家が健康状態を的確に把握し、適切な健康法のアドバイスをするのが、なかなか難しい理由はここにある。

さっそく、自律神経を導入して健康チェックをしてみよう。

交感神経は興奮の体調をつくっているので、いってみれば、この体調のときは元気がでる、やる気十分という感じである。しかし、それが行き過ぎてしまうと、いつも疲れている、血圧が高い、血糖値が高い、夜眠れない、不安だ、などの症状が出てくる。

逆に、副交感神経はリラックスの体調をつくっているので、この体調のときは、ゆったりして、気持ちが落ちついた状態になる。食事もすすむ。しかし、これが行き過ぎると、少し動くだけで疲れる、やる気が起きない、神経が過敏になっていろいろなことが気になる、朝起きるのが大変、などの症状が出てくるのである。

このようなことを理解していると、薬に頼らなくても自分を健康な状態に戻すことができる。具体的にいえば、交感神経緊張ぎみの人は、働き過ぎを止めたり、心の悩みから脱却することである。逆に、副交感神経が優位過ぎる人は、食べる量を少し減らす、運動する、きびきびした日常生活を送るなどに注意すればよいのだ。

理解してしまえば、そんな単純なことで、と思われるかもしれない。そう、大切なことは単純なのである。

本書では、この自律神経の働きをわかりやすく解説し、さらに自律神経と白血球の連動のしくみも明らかにする。ここまで理解が進むと、日常の不快な体調はもちろんのこと、多くの難病からでさえすぐに脱却できるのである。ぜひとも、健康増進と難病からの脱却の二つを手に入れていただきたいと思っている。

豊かになった日本に暮らしていても、いつも体調がすぐれなかったり、病気を抱えていては人生がもったいない。新しい考えをとり入れ、健康的な暮らしを手に入れられることを願わずにはいられない。

第一章　心とからだの免疫学——白血球と自律神経

二十一世紀を迎えて日本人の生活は、かつてないほど豊かになった。欲しいと願うものはほとんど手に入る。物質的には世界で屈指といえるほど恵まれている。しかし一方で、病気に対する恐怖は増すばかりである。二〇〇三年はじめには新型肺炎SARSの脅威にさらされ、健康に対する不安は際限なく広がりつづけている。

その不安は、ガンや心臓病などの重篤《じゅうとく》な病気から、日常生活のなかで感じる体のだるさや頭痛・肩こり・腰痛《ようつう》の悩みなど、病院で診察を受けるほどではないが、どうも体調がすっきりしないという漠然としたものまで多岐にわたっている。

医学は日々進歩しており、新薬の開発も盛んである。しかし、病院や医師への不信感は募るばかり、医療ミス、薬漬け医療などへの批判も増えている。

私は免疫学の立場から、さまざまな病気の概念をもう一度捉《とら》えなおしてみた。「人はなぜ病気になるのか」。この究極の問題を考えるとき、白血球とその自律神経支配の関係から解き明かしてみると、すべての謎《なぞ》をすっきりと説明することができる。それは現代医療が陥っている間違いを明らかにするものでもある。

分子生物学や遺伝学の研究が進み、病気は遺伝子異常によって発症するという考えが広まっている。しかし、多くの病気は私たちの生き方に無理が続き適応障害を起こした結果と思わざるを得ない。そして、その結果生じる不快な症状は、病気から治るための反応の意味合いが強いのである。

健康で長生きしたいという願いは万人共通のものだ。では、病気にならないためにはどうすればいいのか。もし病気になってしまったら、どんな治療をすればいいのか。現在受けている治療は適切なものなのか。本書では、そんなさまざまな疑問について具体的に解説していきたいと思う。まず第一章では、私たちの体のしくみについて述べたい。

白血球とは

白血球と聞いて、一般の人がすぐに思い浮かべるのは、白血病であろうか。白血病とはいわば、白血球がガン化した状態であるが、そもそも白血球は、体をいろいろな異物から守るために存在し、主に血液中を回っている。血液一立方ミリメートル中に五〇〇〇〜六〇〇〇個存在する。やはり血管を流れて酸素と炭酸ガスを運ぶ赤血球は、一立方ミリメートル中に約四五〇〇万個ある。

白血球は基本的にアメーバのようなものである。つまり、私たちの体の中では、いろいろな細胞が特殊機能を発揮して、皮膚の細胞になったり、腸の細胞になったり、神経の細胞になったりしているのだが、特殊化しなかった細胞が白血球なのである。言いかえると、進化の過程で、単細胞生物が多細胞生物になって、いろいろな機能を細胞が分担することになったときに、何も分担しなかったアメーバの時代の性質を残した細胞が、白血球ということなのである。白血球は基本的には、あちこちに出向いて行って、侵入してきた異物を飲み込んで消化するという働きをしている。

もう少し説明すると、単細胞生物から多細胞生物に進化したとき、最初にできたのが皮膚と腸管である。皮膚は直接外界に触れ、腸管も食べ物を取り込むことで外界とじかに接している。そこで、皮膚と腸のまわりに体を守る専門の細胞ができた。これが原始マクロファージである。この「元祖白血球」ともいうべきマクロファージは、異物が侵入したら、すぐにその場に駆けつけて、異物を食べて分解する。マクロファージは今も私たちの白血球の中に約五パーセント存在しており、単細胞時代の性質を残しているのである。

さて、マクロファージはその後、生体がさらに進化する過程で、その機能を分化させた。それが顆粒球《かりゅうきゅう》とリンパ球である。つまり、白血球には二種類あるのだ。顆粒球は細菌を貪食《どんしょく》するのに優れ、リンパ球は免疫を司《つかさど》る。マクロファージがどうして顆粒球とリンパ球に機能を分担させるようになったかというと、それは異物に対する防衛の効率を、もっと高めようという戦略だったのだと思う。

その戦略の第一は、マクロファージの食べる力をもっと強力にして、異物を飲み込んで消化する力をつけさせるということだった。それが顆粒球である。顆粒球の名前の由来は、細胞質内で顆粒が目立つということからなのだが、加水分解酵素を使って異物を消化する細菌処理に優れている。

しかし、細菌は光学顕微鏡で覗《のぞ》くとちゃんと見ることができるが、私たちの体は細菌よりももっと小さい異物に晒《さら》されている。それらはウイルスや、ウイルスよりも大きく細菌より小さいリケッチアなどだが、その他にも、空中に浮遊している花粉であるとか、ハウスダストなどの身近な異物もある。もちろん体の外部ばかりではない。内部にも、消化酵素で分断された異種タンパクなどが侵入してくる。

それらの、顆粒球が飲み込んで処理するには小さ過ぎる異物の中には、危険なものがたくさんある。そこでマクロファージの戦略の第二として、役割を分担させて、細菌は顆粒球が処理し、もっと小さい異物はリンパ球が処理するようになったのである。リンパ球はマクロファージの貪食能を退化させて、マクロファージが使っていた接着分子を使い、異物をくっつけ凝集させて処理する。この二本立てになったのである。

免疫系、そしてその担《にな》い手であるリンパ球を特別扱いしていては、その存在理由はいつまでも解《わか》らない。しかし、マクロファージの特殊化したものと考えれば、その成り立ちや役割を明確にできると思う。このような考えは私独自のものと自負している。

顆粒球は白血球の約六〇パーセントを占め、健康な人では血液一立方ミリメートル中に三六〇〇～四〇〇〇個ある。リンパ球は白血球の約三五パーセントを占める。

もう少し詳しく説明しよう。顆粒球には、好中球と好酸球と、好塩基球がある。それぞれ働きを分担しているが、基本になっているのは、そのうちの好中球である。顆粒球の八割以上が好中球なので、好中球が顆粒球を代表していると考えてもらえばいいと思う。大きさは、直径一〇～一五ミクロン（〇・〇一～〇・〇一五ミリメートル）である。

顆粒球は骨髄のみならず、肝臓でも独自に作られているが、成熟後二、三日で死んでしまう。これは顆粒球が、生き続けるために必要なbcl-2という遺伝子を持っていないためである。顆粒球は細胞内に顆粒を持つという特徴のほかに、核がくびれているという特徴がある。これが生き続けるための遺伝子を持っていないことからくる性質である。成熟が進むと核のDNAがアポトーシスで断裂してしまう。このためたった二、三日の寿命しかないのである。

リンパ球は顆粒球よりやや小さく、直径が六〜一〇ミクロンの細胞で、T細胞、B細胞、NK細胞などに分れている。T細胞とB細胞の二つが代表選手といえるが、T細胞はみずから異物を捕えに行き、B細胞の場合は抗体を産生して、その抗体で異物を捕えに行く。そういう違いがある。別の言い方をすると、T細胞は細胞性免疫、B細胞は液性免疫を担当している。T細胞には胸腺《きょうせん》で分化、成熟する通常T細胞（胸腺thymusの頭文字をとってT細胞と呼ばれる）と、肝臓や腸管で独自に分化する胸腺外分化T細胞があり、B細胞は骨髄で作られる（骨髄bone marrowの頭文字をとってB細胞と呼ばれる）。リンパ節にはリンパ球がぎっしり詰まっているが、そのうちの約六〇パーセントがT細胞で、約四〇パーセントがB細胞である。

不思議なことに、胸腺で成熟するT細胞の九五パーセントはそのまま死んでしまい、残りの五パーセントだけが生き残る。どうしてかというと、リンパ球はあまり反応が強いとアポトーシスで自ら死んでしまう性質があるのだ。胸腺にあるいろいろな自己抗原に反応してしまった結果、五パーセントだけが生き残り、外来の抗原に反応することになるのである。

胸腺は、生物が上陸して肺呼吸をするようになり必要のなくなった、鰓《えら》から進化したものである。上陸以前、水中にいたころの生物の免疫システムは、主に内部の異常を監視するだけで十分だったが、上陸することによって、処理すべき外来抗原が急激に増え、それに対応するために、胸腺とそこで分化、成熟するT細胞を進化させたのである。

上陸する前の生物の免疫系はどこにあったかといえば、ほとんどすべて消化管のまわりであった。皮膚の下にもあったようである。鰓は上部消化管である。ある意味では、粘膜免疫といわれるように、消化管をとりまいている粘膜が免疫の始まりなのである。考えてみれば、免疫力を高めるといわれているキノコや海藻類などの機能性食品は、消化管の免疫系を刺激するものばかりである。キノコ、麦、酵母の主成分であるβ《ベータ》グルカンをマウスに飲ませると、あっという間に腸管のまわりのリンパ球が増える。

T細胞・B細胞が発見されたのは一九六〇年ごろであるが、NK細胞は一九七五年に明らかにされた。NK細胞が発見されたきっかけは、ガン免疫研究のなかで、ガンのない人やマウスにも、ガン細胞を攻撃するリンパ球があることが日本（仙道富士郎）、アメリカ（ハーバーマン）、スウェーデン（ヴィグツェル）で相次いで明らかになったことである。免疫されていないのに存在するので、NK（Natural Killer）細胞と名づけられた。最近では、ガンを殺す特徴があるということで、一般の人にもよく知られるようになった。

NK細胞はマクロファージから進化した最初のリンパ球である。T細胞・B細胞と形態が違っていて核が腎臓《じんぞう》型で、真ん中がへこんでいる。核の周りにある細胞質に顆粒があり、顆粒球より少し大きいので、大型顆粒リンパ球とも呼ばれる。T細胞やB細胞はNK細胞より小さい。しかし、これらはふつうの顕微鏡では区別がつかない。この中間の進化段階にあるのが、私たちの研究グループが発見した胸腺外分化T細胞である。この四つの細胞を理解すれば、リンパ球の全体像をほぼ把握したことになるだろう。

体を守るしくみ

リンパ節にはリンパ管があり、手足の末梢《まっしょう》から体液を集めているので、異物が体内に入ってくると、リンパ節が腫《は》れるのだ。虫歯になれば顎《がっ》下《か》リンパ節が腫れるし、水虫が足にあれば鼠《そ》径《けい》部のリンパ節が、手に傷があれば腋《えき》下《か》リンパ節が腫れる。このように、白血球が私たちの体を守っているわけなのだが、守ったときには炎症が起こる。その炎症は、異物を処理するのに顆粒球が関わるか、リンパ球が関わるかで、全く異なってくる。顆粒球が関わるときは、化膿《かのう》性の炎症を起こすが、細菌が余りいないのに反応してしまうと、自分自身の体を攻撃してしまい組織破壊の炎症を引き起こす。この現象は、胃潰瘍《いかいよう》や潰瘍性大腸炎などの発症メカニズムとつながっていて極めて大切である。

リンパ球が関わると、風邪をひいた場合を例にとると分りやすいと思う。風邪をひくとまずカタル性の炎症を起こす。鼻水がたくさん出る、サラサラした漿液《しょうえき》が出るのがカタル性の炎症である。つまり、風邪をひいて鼻水がたくさん出る時期には、リンパ球が盛んに働いているのである。

その他、カタル性の炎症ばかりでなく、アレルギーの人が起こすような、発熱、発赤《ほっせき》を伴う、または発疹《ほっしん》を伴うような強いアレルギー性の炎症も、リンパ球が関わって引き起こされる。炎症といっても一つではない。その炎症の違いは、関わる細胞の違いによって起こるのである。のちに述べるように、このような理解は治療において重要になってくる。

では、関わる細胞はどのようにして決められるのだろうか。最初に述べたように、粒子の大きい異物は顆粒球を誘導し、小さ過ぎて貪食の誘導ができないものは、リンパ球を誘導して守る。刺激の違いによって誘導されるものも違ってくるのである。もう少し詳しく言うと、刺激の違いを知って最初のシグナルを顆粒球とリンパ球に出すのは、マクロファージである。

繰り返し強調しておきたい。さまざまな異物の侵入に対して、白血球は炎症を起こして治しているのである。ひどい鼻水や発熱など、どんな炎症も、当事者にとってはとても不快なものだが、炎症は治るためのプロセスであるという、その意味を理解することは非常に大切だ。

不快だからといって、炎症をすべて止めようとし過ぎると、治る道筋が見えてこない。現代医学では、対症療法がとても盛んになって強力な薬もできているので、間違いが起こりやすい。せっかく治るステップなのに、その治癒反応である症状を全部止めてしまうのは危険なことなのである。

そこのところを医者自身がきちんと理解しておかなくてはいけないのだが、患者の方も、症状がすごくつらいから全部止めてほしいと言い過ぎると、結果的に治癒反応を抑えることになって、やがて出口のない情況に突入してしまうのである。高熱が出れば、誰しもつらい。それをとにかく抑えてほしいと思うのは人情としてはわかるのだが、この点は、一般の方たちも認識しておかなければならない重要なポイントである。医学や医療の進歩は、医者ばかりが関わるものではなく、患者自身の意識レベルの向上とも関係している。

ニキビで免疫はできない

免疫はとても大切な体の防衛システムではあるが、何でも免疫で治していると誤解している人も多いのではないだろうか。しかし、白血球の分担のしくみを理解すれば、侵入してくる異物によって、免疫をつくりやすいものと、つくりにくいものがあることの謎《なぞ》も自然にわかってくると思う。細菌類には、リンパ球の誘発はほとんど起こらない。

ニキビを例に考えてみよう。ニキビは、アクネ菌という化膿性の細菌、化膿を起こす細菌の侵入によって出来るのだが、一度治っても繰り返し繰り返し感染する。感染してもリンパ球の誘発が起こらず、顆粒球が対応して、化膿させて治しているのである。つまり何度感染しても、いつまでたっても免疫ができることはない。

食中毒もそうである。食中毒は、サルモネラ菌やボツリヌス菌などの細菌に感染したり、フグや毒キノコを摂取したときに起こる。細菌類に感染しても、リンパ球を誘導することがないので、一回お腹《なか》を壊したからといって、その細菌に対して免疫が成立して次には罹《かか》らないということはないのである。O《オー》157も、毒素を持った大腸菌という細菌であるから、感染した場合には、顆粒球が誘導されて貪食能で処理されるので、やはり強い免疫は成立しない。だから一度食中毒に罹ったからといって、免疫ができているということはない。意外なことに、このことを把握していない医者もいるのである。結局のところ、何でもリンパ球で処理していると誤解している人が多いのだ。

私たちの血液中の顆粒球とリンパ球の比率は約六〇対三五パーセントと述べたが、やはり役割の大きい方が多数を占めていると思う。

アレルギーはなぜ起こるのか

今度は逆に粒子が小さいものの場合はどうだろうか。たとえば、消化酵素で分断された異種タンパクがある。卵の白身やサバ、あるいはカニやエビ、これらは食餌《しょくじ》性アレルギーを起こす抗原になることがある。

体内に取り入れられた食べ物は消化酵素で分断されて、ペプチド状態になっている。アミノ酸が数個から十数個のつながりに切られて消化・吸収されるのである。そういうものがアレルギーの抗原になる。特に乳児の場合には、まだ腸管の上皮細胞の防護が完全ではないので注意が必要である。離乳食を早く与えすぎると、そういう抗原に反応して食物アレルギーになりやすい。離乳食はあまり早目に与えてはいけないと提唱している医師(西原克成氏)もいる。

異種タンパク以外で抗原になるものに、ウイルスがある。一度病気に罹ったら、あるいはワクチンを接種したら免疫が作られて、もう罹病《りびょう》することはない病気のほとんどは、ウイルス疾患である。天然痘《てんねんとう》やはしか、狂犬病などで、病原となるウイルスの大きさは、一〇〜四〇〇ミリミクロンくらいである。ウイルスの小ささゆえに、リンパ球を誘導して免疫を誘発する。

私たちの体は、異物に対して全部リンパ球が免疫で防御しているのではない。顆粒球が貪食で処理して免疫を残さないまま治癒するものとの二本立てであり、免疫が関与しないで防御されていることも、予想以上に多いのである。これは白血球について知るうえで、とても重要なことである。

白血球の分布を支配するもの

さて、その白血球の分布は、ほかの体細胞と同じように自律神経の支配を受けている。自律神経というのは、私たちの神経の中でも一番早く進化してきたものなのだが、無意識のうちに働いて、体を調節してくれている。例えば、血圧や呼吸、消化管など、生命維持に関して瞬時に決定しなければならない、いろいろな調節を行なっているのである。

そして、面白いことに自律神経はたった二種類で構成されている。それは、交感神経と副交感神経である。たった二種類だから覚えやすいし、その機能もはっきり分かれている。体の調節系は、大切になればなるほど単純化している。その最大のものが自律神経系と言うことができる。

まず交感神経は、私たちが興奮するときに使う神経である。もう少し正確にいうと、エネルギーを消費する体調のときに働く神経である。運動すると、心臓の働きが高まり、呼吸も速くなる。それらには副腎の出すアドレナリンや交感神経自身が出すノルアドレナリンなどが媒介する。脳ではドーパミンが使われている。

逆に休んだり、眠ったり、リラックスするときに働く神経が副交感神経である。それともう一つ、リラックスととても似ているが、物を食べて消化し吸収して排泄《はいせつ》する、一連の消化管の働きも調整している。食事をするときには、心臓の働きや呼吸を穏やかにして、消化液の分泌《ぶんぴつ》を促し、蠕動《ぜんどう》運動を活発にさせる。そのような刺激はアセチルコリンが媒介する。リラックスと消化管の働きの共通点は何かといえば、エネルギーを蓄積するための体調であるということだろう。それを副交感神経支配で行なっているのである。

ストレスを感じたときに、ひどく食べ過ぎてしまった経験はないだろうか。ストレスを解消して体をリラックスした状態に持っていくためにはどうすればよいか。それはつまり副交感神経を刺激すればいいのであるから、そのための最も手っ取り早い方法は、物を食べて消化管を働かせることなのだ。食事はリラックスにつながる。そういうわけで、ストレスを受けた私たちは、無意識のうちに食べ物に手を伸ばしてしまうことになるのである。大人の肥満は、ストレスから始まっていることが多い。日常生活のなかでリラックスしようとして、人間が一番最初に試みるのは、休むこと（眠ること）と食べることなのである。

自律神経はどのようにしてできたのか

さて、この自律神経がなぜ生まれたのかと考えてみると、やはり多細胞生物ゆえということになるだろう。単細胞生物は、細胞が一個であるから、単独で働いていれば用が足りる。ところが多細胞生物はというと、細胞が単に寄り集まっただけではなくて、進化の段階で機能の分担が起こった。ある行動のときは、この細胞とこの細胞が働く。別な行動のときは、前に使った細胞は休んでもらって、違う細胞が働くというように、何か一つの行動を起こしたときに、働く細胞を決定しなければならない。それも瞬時のうちに。それを無意識下に行なっているのが自律神経なのである。

自律神経は、脈や血圧を決めたり消化管の働きを決めたりするばかりではなく、本当はもっと大きな意味を持つものなのである。どの細胞とどの細胞を働かせるか、どの細胞とどの細胞を休ませるかを決めているのが自律神経なのだ。私たちの体のなかで、自律神経支配を受けていない細胞を探すのが大変なほど、ありとあらゆる細胞が自律神経支配を受けている。

自律神経が細胞の近くまで伸びて行き、交感神経の場合はノルアドレナリンが出てその細胞を興奮させ、今が働くときですよとシグナルを出す。副交感神経の場合は、やはり神経末端が働く細胞のそばまで届いて、こちらはアセチルコリンを出して細胞を刺激して働かせている。

交感神経緊張の場合には、神経の働きのほかに、副腎の髄質でアドレナリンという物質が出て、体全体を興奮させるしくみが上乗せされている。副腎は生物が上陸してから非常に発達した器官である。敵を攻撃したり、あるいは危険な敵から逃れるときに、生体を興奮の極限に持っていく必要性から、交感神経だけではなく、副腎も併せて働くようになったのであろう。脳の興奮にはドーパミンも使われている。

もともと自律神経は、副交感神経から進化したと思われる。なぜなら、生存にはまず消化・吸収が大切であり、その機能を支配しているのが副交感神経だからである。しかし、だんだんに生存競争が激化し、あるいは海から上陸した生物が、重力に逆らって活発に活動するようになったときに、必要に迫られて交感神経が進化したのである。軟骨魚類あたりまでは副交感神経しか見つからないといわれている。軟骨魚類から硬骨魚類に進化し、さらに両生類に進化して上陸するようになると、運動量を大幅に増やさなければ生きていけなくなった。そこで交感神経が進化したのである。

面白いことに、私たちの体の中には、進化の名残がある。人類および上陸を果たした動物の内臓は、非常に進化している。その内臓を収めるために、私たちの胴は長くなった。魚類を考えると、内臓は前のほうにしかない。それも小さい。体のほとんどを占めているのは筋肉である。進化の過程の初めのうちは、副交感神経も脊髄《せきずい》から並行して出ていたと思われる。ところが、だんだんと内臓が発達し胴体が伸びて、副交感神経は上と下に分かれてしまった。それで、私たちの副交感神経は今では胴体から出ていないのである。すべて首と仙骨、つまり頸椎《けいつい》と仙椎から出ている。骨盤から上の内臓は全部頸椎から来た副交感神経で賄《まかな》われており、体をぐるぐると網羅しているので、迷走神経と呼ばれる。骨盤内の内臓は仙椎から出た副交感神経で賄われる。頸椎と仙椎の間の空間には、後からできた交感神経の線維が並行して出ているのである。このあたりのことを明確に把握している人は、おそらく研究者でも少ないと思う。

心と体をつなぐもの

さて、もしこの自律神経が必要なときに働かないと、当然のことながら体調が崩れる。例えば、緊張して仕事をしなければならないときに、血管が開いてのぼせてしまっては、仕事ははかどらない。逆にゆっくり休んで血流を増やすべきときに、血管が締まっていたら、手足がひどく冷えて寛《くつろ》げない。自律神経の不調は、体調に影響を及ぼし独特の変化が現れる。これらはすべて、自律神経がバランスよく働いていないことによって起きるのである。

自律神経の不調を自律神経失調症というが、その一番の原因は、やはり精神的なストレスである。悩んだり怯《おび》えたりすることが一番よくない。仕事や人間関係など、自分で認識しているストレスはもちろんであるが、ずっと以前の心理的なトラウマが原因になることもある。過去に体験した心的外傷が無意識下で怯えにつながりストレスとなるのだ。

私たちの心と体は非常に密接につながっている。これは誰でも知っていることだろう。ひどく心配なことがあれば、食欲は落ちるし元気もなくなって、朝起きるのも嫌になる。悪い精神状態は身体の働きを止めてしまうだろう。あるいは逆にけがをしたり、病気になってしまったら、気分も憂鬱《ゆううつ》になるだろう。心と体はこんなに密接な関係にあるのに、では何がこの二つをつなげているのかというと、これまで誰も答えられなかった。

私は自律神経がつなげているのだと思う。自律神経が心と体をつなげているのである。

自律神経は、ありとあらゆる細胞を支配している。先に述べたように白血球までも支配している。なぜ私がこういえるのかというと、白血球自体が自律神経の支配を受けていることを見つけたからなのである（一九九七年）。体の中のいろいろな細胞が自律神経支配を受けていることは比較的よく知られていたし、生理学の教科書にも記されている。医学に携わる者にとっては常識といえるだろう。しかし、その中で白血球だけは抜けていたのだ。

なぜかというと、白血球だけがほかの細胞とちょっと様子が違うからだった。白血球はいつも体の中を動き回っている。まさかこういう細胞まで自律神経の支配下に入っているとは、なかなか考えつかなかったのである。普通の細胞が自律神経の支配を受ける場合には、神経の末端からある物質が出て細胞を刺激するわけだから、神経は細胞のすぐそばまで届いている。ところが白血球は動き回っている。常識的な考えでは、白血球が自律神経支配を受けているという答えにはたどり着けないわけである。

天気と虫垂炎

十年近く前（一九九五年）のことになるが、共同研究者の福田稔先生（福田医院）が、天気で人の気持ちが変わる、気持ちが変わると病気の種類も変わるということに注目した。特に高気圧と組織傷害の関連に着目した。天気は高気圧と低気圧の繰り返しで変化するが、虫垂炎の患者が高気圧のときに、つまり晴れた日に多くなっているというのである。気圧が高くなればなるほど虫垂炎も重症化するという。その話を聞いた私は、すぐに顆粒球《かりゆうきゆう》のことを思い浮かべた。腹痛を訴える患者さんの血液を調べて、白血球の中の顆粒球が増えていたら、虫垂炎を疑ってみるのは、医者の常識である。

顆粒球は、体内に侵入した細菌や死んだ細胞などを食べて分解している。顆粒球の寿命は二、三日で、細菌などと戦うと必ず死んでしまう。「膿《うみ》」は細菌と戦って死んだ顆粒球の死骸《しがい》に他ならない。顆粒球は、細菌処理を行なうのに加水分解酵素のほか、活性酸素を使って仕事をしているが、死ぬときに大量の活性酸素が発生する。活性酸素は反応性の高い危険な酸素（ラジカル）で、組織や細胞を破壊する元凶でもあるのだ。

福田先生の話を聞いた私は、白血球と気圧の関係を調べてみることにした。自分自身や研究者仲間から採血しデータを取ってみると、気圧が高いときには顆粒球が多くなってリンパ球が少なくなり、気圧が低いときにはその逆になることが分ってきた。

また白血球の検査と同時に、自分の脈拍も計測してみた。脈拍には日内リズムがあり、日中は速く、夜間は遅くなる。脈拍が速いということは、交感神経が優位の状態であることを示している。交感神経が血管を収縮させ、血圧や脈拍を上昇させているのである。

一日五回、午前中に二回、午後三回、脈拍数を一ヶ月間計ってみたところ、午前中は七〇くらい、午後が六五、夕方以降は六〇くらいと、一定のリズムで変化することが分ってきた。そして、気圧との関係をみてみると、高気圧のときの脈拍は速く、低気圧のときには遅いという結果が得られたのである。脈拍と同時に呼吸数についても同様の結果が出た。

つまり、高気圧では交感神経が優位、低気圧では副交感神経が優位という図式がはっきりしてきたのである。この結果を踏まえて研究を進めた結果、白血球のリズムは、気圧によってはっきり変動することが明らかになった。二、三日のずれはあるが、高気圧では顆粒球の比率が高まり、低気圧ではリンパ球の比率が高まる。

高気圧とは空気の量が多いということである。空気の量が多ければ、酸素量が多くなる。当然のことながら、人間が体内に取り入れる酸素の量も多くなるのである。だから晴れた日には人間は活動的になるのだ。体内の酸素量が増えれば、交感神経が緊張し、脈拍は速くなり、呼吸数は多くなる。そして白血球の中の顆粒球が増えるのである。

以上のことから、晴れた日に虫垂炎が多いという謎《なぞ》は解けた。高気圧のときには顆粒球が増え、その結果、過剰な活性酸素によって組織が傷害を受けていたのである。

実をいうと、私たちが白血球の自律神経支配について気づく前に、このことについての研究はなされていたのである。今はコンピューターの時代だから、どういう人がどんな研究をしているかについて、項目ごとに検索することができる。十年前の時点でも、顆粒球がアドレナリン受容体を持っていて、交感神経の刺激物質に反応するなど、その分野の研究が二十編ぐらい、リンパ球についても、アセチルコリンに対して反応するという論文が五編ぐらいはあった。白血球の自律神経支配について断片的にはほぼ見つかりかけていたともいえるのである。だから、私たちの研究が少し新しいとすれば、顆粒球とリンパ球の二つについて、それぞれが交感神経支配と副交感神経支配に入っているという、つまりセットになっていることを見つけた点である。二つの細胞が自律神経の支配下に入って、バランスをとっているということを明らかにしたのは、私たちが世界で初めてなのだ。

斎藤章先生

さらにいえば、十年前よりもっと昔に、重要な発見をしていた人がいた。私が東北大学の学生だったとき、内科の斎藤章先生が、たくさんの感染症の患者を観察して、白血球は自律神経支配下にあるという報告をしていたのである。しかし、それは世の中に広まらなかった。私は斎藤先生の講義を受けたのはわずか二回だけだが、講義が終わるとすぐに先生の論文を読んで、その理論の素晴らしさに感動した。医学界に認知させるためには理論を裏付け、証明しなければいけないと考え、アイソトープ、放射線ラベルしたアドレナリン、放射線ラベルしたアセチルコリンで、白血球の顆粒球とリンパ球、それぞれに受容体があることを証明し、再確認したのである。

斎藤先生は、今から六十年前の戦後間もないころ、三十五歳ぐらいだったと思うが、若いときに感染症の患者さんをつぶさに診察された。先生は、私たちが今では感染症の症例を見ても絶対にたどりつけない観察をされたのである。それは何かというと、感染症を生の姿のまま観察したのである。現代では抗生物質によって早目に治すことができる。ところがまだ抗生物質が普及していない時代だったから、どういう感染症のときに、どういう白血球がふえるのか、などについて詳細に調べられたのである。

そして、体内に侵入した粒子の大きいものは貪食《どんしょく》細胞である顆粒球が処理し、粒子がだんだん小さくなると、最後はリンパ球が処理する、そういう法則のもとに感染症は分類できることを、生体防御における「生物学的二進法」と名づけて発表したのだった。

さらに斎藤先生のすごいところは、化膿《かのう》性の炎症を起こしている人は、脈が速いことに気づいた点である。私たちが風邪のウイルスに感染すると、妙にけだるくなるが、このときには、脈は頻脈とは反対に徐脈になっている。専門的にいえば、頻脈は交感神経緊張、徐脈は副交感神経緊張の状態である。化膿性の炎症を起こしている患者は頻脈で交感神経緊張状態、ウイルスやアレルギーのリンパ球炎症の患者は徐脈で、副交感神経が優位になっているのである。つまり、斎藤先生は白血球の自律神経支配をすでに見つけてしまっておられたのだ。

ところが、これが世間には全然広まらない。不運なことに、ちょうど抗生物質が世に出たときとぶつかってしまったのである。感染症についての理論など、いちいち検証する必要はもうないと感じさせるほど、使いはじめの抗生物質は効いたのである。それで白血球の自律神経支配など話題にされなかった。だから私たちは、斎藤先生の理論をもう一回リバイバルさせて、病気の成り立ちの解明や治療に応用できるのだといっているのである。このことを最初に提唱した斎藤章先生は本当にすばらしいと思う。

数年前、故斎藤章先生のお宅にうかがって、奥様とご長男（斎藤博先生、神経内科）にお目にかかったことがある。部屋には「漁夫生涯竹一竿《さお》」（黒川利雄）という色紙がかかっていた。斎藤章先生の生き方が見えるようであった。

体と自律神経の関係

さて、私たちの体調ばかりでなく、体を守る白血球の分布も自律神経支配で調節されているということは、非常に重要なのだが、これがはっきりしたことによって、いろいろな病気の謎が見えてきた。例えば、私たちは仕事に追われて無理を重ねたり、あるいは深刻な悩みを抱えこんでしまうこともあると思う。そういうときには、交感神経が非常に緊張しているので、顆粒球の過剰反応が起こる。このことが病気と関連してくるのである。顆粒球は、その顆粒にいろいろな物質を処理する加水分解酵素を持っているだけでなく、活性酸素の供出も行なって細菌などから体を防御している。その活性酸素が過剰に出ると、組織破壊を起こしてしまうのである。

組織破壊によって引き起こされる病気にはいろいろなものがある。例えば、胃潰瘍《いかいよう》や潰瘍性大腸炎、痔《じ》などだが、ほとんどの場合、組織は偶然に壊されているのではなくて、この顆粒球が集まり過ぎたために起きているのである。このしくみの解明によって、病気についての考え方が全く変わった。

これまでは、病院で、「あなたは胃潰瘍です」「潰瘍性大腸炎です」と病名を告げられたとしても、あまりにも漠然としており、どうしてそんな病気になってしまったのかを考えても、原因がわからないことが多かったのではないだろうか。しかし、ストレスを受ける→交感神経の緊張→顆粒球の増多→活性酸素による組織破壊、というプロセスがはっきりすることによって、病気の成り立ちが明確に見えてきたのである。そこがはっきりすれば、治療の方針もすぐに立てることができる。最も重要なのは、最初の引き金になってしまうストレスを減らすことなのだ。

活性酸素については、テレビや雑誌などで「活性酸素を減らす食品」などが盛んに取り上げられているので、ご存知の方も多いだろう。金属が酸化すれば錆《さ》びるように、体内の酸化もさまざまな弊害をもたらす。身近な例を挙げれば、シミは老化によって皮膚に現れる酸素焼けである。

しかし、過剰な活性酸素が恐ろしいのは確かだが、活性酸素を一方的に悪者扱いすることには問題がある。ある種の病気の治療で、顆粒球を非常に減少させたり、一時的に減少させたりした場合、あるいは何らかの理由で顆粒球が少ない人を見ると、元気のない人がとても多い。もっと具体的にいうと、C型肝炎でインターフェロン治療をした場合、患者の元気がなくなる。ひどいときには自殺を試みる人が出てしまう。そういう人たちの血液を調べると、例外なく、顆粒球がほとんどないのである。インターフェロンで顆粒球が壊されて、総体的にほとんどなくなってしまっているのだ。また、鬱《うつ》病の患者の血液を調べてみても顆粒球が非常に少ない。

地球上のほとんどの生物は、酸素がなければ生きていけない。そして、私たちが摂取した物質は、細胞内において呼吸で得られた酸素によって酸化され、やがてエネルギーに変えられる。活性酸素は、細胞を酸化することによって興奮させ、行動を活発化させる働きもしているのである。活性酸素が適度に産生されている状態ならば、新陳代謝は活発になり、交感神経優位の活動的な状態になるのである。この点について

副交感神経優位の体調

からだが温かい	**――循環系**
食欲あり、便通が良い	**――消化器系**
尿が勢いよく出る	**――排泄系**
免疫力が高い	**――免疫系**

四つの系は同調している。
発熱、発疹、下痢、知覚過敏などは過剰反応。しかし、それらは治癒反応なのである。薬物療法はこの治癒反応を止めている。

は、おそらく誰も指摘していないと思う。活性酸素を一方的に悪者扱いすべきでないことを特に強調しておきたい。

次にリンパ球の場合はどうだろうか。リンパ球は免疫に関与するので、リンパ球が多くなれば、免疫が高まるのだから、よいことではないかと思われるかもしれないが、行き過ぎるとやはり過剰反応が起こるのである。非常に微量な抗原にも反応して、アレルギー反応を起こしやすくなる。つまり、アレルギー体質になってしまうのだ。病名を挙げれば、アトピー性皮膚炎や気管支ぜんそく、花粉症、鼻アレルギーなどのアレルギー疾患が非常に増えるのである。

やはり健康であるためには、交感神経と副交感神経のバランスをよくして、ふたつがきれいなリズムを保つことが大切なのだ。私たちの自律神経は、日中は交感神経優位で活動し、夜間は副交感神経優位で休息するというリズムを持って揺れ動いている。このリズムが正常の範囲内で揺れ動いていることが健康につながるのである。

また一日二十四時間で起こるこの日内リズムは、一年というサイクルに引き延ばされて、同じように年内リズムとして起こっている。交感神経が緊張するのが冬、副交感神経優位になるのが夏である。冬は寒いから交感神経緊張状態の体調になる。気温が低いと空気が重くなって酸素濃度が濃くなり、興奮しやすくなるからである。また興奮することによって寒さに耐えているという意味合いもあるだろう。夏は気温が高いのでリラックスできるし、上昇気流が生まれ空気は軽くなるので体調はゆったりする。

つまり、日中と冬が交感神経優位、夜間と夏が副交感神経優位のリズムとなっている。それぞれ振幅の長さはまったく違うが、対応関係があって交感神経緊張状態の時には顆粒球が、副交感神経優位の状態の時にはリンパ球が増えるというリズムがある。

このように私たちの体には、興奮すると顆粒球が増え、逆に顆粒球が増えると興奮するという、面白いくらいに見事な相関関係があるのだ。心と体はどちらかからの一方通行ではなく、どちらからも影響し合うようになっていて、つながっているということなのだろう。

現在、潰瘍性大腸炎の治療法の一つに、増え過ぎた顆粒球を除くという方法がある。顆粒球除去カラム（足立正一氏が開発）というもので、顆粒球をプラスチックビーズに吸着させて取り除く。リンパ球は丸くて吸着力がないという、顆粒球とリンパ球の性質の違いを利用するのである。この方法で顆粒球を除くと、患者は一様に脈拍数が減って、気持ちが落ち着いたという。遂《つい》には眠り出してしまう人もいる。つまり、私たちは興奮すると顆粒球が増えるけれども、顆粒球を除いてやれば、今度はリラックスする方向に向かう。自律神経支配はサイクルで回っているのである。

長寿の体質とは

ここまで、顆粒球やリンパ球が過剰になることによって引き起こされる病気について述べてきたが、健康な人の場合でも、外見から顆粒球人間かリンパ球人間かどちらの傾向にあるかを知ることができる。顆粒球が多い人は、皮膚の色が浅黒く痩《や》せ型で筋肉質、どちらかといえば攻撃的で働き者が多い。また顆粒球が多いということは、交感神経が緊張している状態であるから、脈が速くて、便秘がちであり、胃がもたれたり、胃潰瘍になったりする人が多い。ガンにもなりやすい。

色の黒い人が多いのはなぜかというと、顆粒球人間は活動的なので、野外で日に焼

百歳老人の白血球数と白血球分布

	白血球数（×10³/μℓ）	%白血球分画	
		顆粒球	リンパ球
中高年者	6.3±1.7	56.8±6.8	37.2±5.0
百寿者			
健康	5.7±1.7	64.5±6.1*	26.9±7.6*
非健康	5.9±1.8	63.8±7.8*	27.1±9.5*

*$p<0.05$

ける機会が多くなるということもあるだろうが、実は、活性酸素の量によって皮膚の色は変化しているのである。顆粒球が非常に多い人は、太陽に当たっていなくても皮膚が黒くなる。極端な例だが、末期ガンの患者やエイズの患者は太陽に当たっていないのに、みんな色がとても黒い。これは活性酸素焼けしているためである。体の内部から焼けてしまっているのだ。

反対にリンパ球人間は、色白でぽっちゃりしており、やさしく穏やかな性格である。副交感神経が優位の状態であるから、脈も遅く、下痢気味で、アレルギーになりやすい。また、顆粒球が少ないので、ガンになりにくく、長生きの体質である。

このように、日ごろの生活のなかでおおよその判断がつけられるのである。

また、暮らしている土地の気圧も、寿命に大いに関係している。二〇〇七年九月一日現在、百歳以上のお年寄りは全国に約三万二千二百九十五人いるが、人口十万人あたりで百歳以上の人数が一番多いのは沖縄県である。沖縄県は南にあるから気温が高い。気温が高いと、空気が温められて上昇気流となり低気圧を生む。低気圧ということは空気中の酸素が少ないことだから、副交感神経優位の状態になる。加えて、低気圧の土地に住む人は、基礎代謝量も少ないので、塩分の摂取量も少なくなる。

その逆のケースとなるのが寒冷な地方で、寒さによって空気は重くなり、一年中気圧は高めである。寒さ自体が基礎代謝量を上げていることに加えて、塩分の摂《と》り過ぎが交感神経優位の状態に導いてしまう。長寿番付が「西高東低」になっている理由についても、自律神経の関係で明快に説明できるのである。

また、気圧はいつも西から東に向かって循環しているので、日本では大陸からの影響が大きい。高気圧の通り道が福岡と大阪を結ぶ線となっている。この地域の人は頑張り屋が多いのではないか。逆に北海道は低気圧の通り道になっていて、寒いわりには長生きの傾向がみえる。

なぜ病気になるのか

ここまで白血球と自律神経のつながり、顆粒球と交感神経支配、リンパ球と副交感神経支配の関係について説明してきたが、それぞれのリズムとバランスの大切さが分れば、なぜ病気になるのかということも自ずと明らかになると思う。

病気は、偶然に起こるのではない。これまでの医学では、こうしたつながりが分らなかったから、病気は偶然に起こっているような印象で捉《とら》えられていたのだと思う。例えば胃潰瘍になったのは、何か胃の内部に異常があって症状が現れたのだろうとか、潰瘍性大腸炎になったのは、大腸内部のしくみが破綻《はたん》したのだろうと考えられてきた。

これまでの病気の捉え方には、外からの原因で起こるという考え方が希薄だったような気がするのである。私は、病気は外部の原因で、あるいはその人の行ないが原因で起こるような気がしてきたのである。

例えば高血圧の病名に「本態性高血圧」というものがある。「本態性」とは、原因がはっきりしない症状・疾患であることをいう。高血圧はこのように原因不明で起こるといわれてしまうことが多い。原因はわからないが、血圧が高い状態は明らかに良くないので、とりあえず血圧を下げる薬が処方されているのである。

あるいは血小板減少性紫斑《しはん》病という病気がある。これは血小板が少なくなって、血を固めることができないので、内部出血が起こって紫色になる病気である。この病気も原因不明だといわれる。そして、血液が凝固を起こすような薬を投与する。高血圧で血圧を下げる薬を処方するのと同じ理屈である。

本態性高血圧も、原因不明といわれる膠原病《こうげん》も、原因については、生体の代謝系統や伝達系統に何らかの異常があって起こるのではないか、つまり体の内部の異常だけを考えて、しかしそれについて深く追求することはせずに、原因不明のまま対症療法に終始していたのである。

しかし私は、たとえば高血圧は、その患者が無理を重ね続けた結果、交感神経が優位になったから起こる、そう考えるのである。私は、病気の原因は体の内部の破綻だとは考えずに、外的な要因や自分の行ないに原因があって起こったのだと考える。従って治療法も、そのそもそもの原因を取り除くことを中心に考えるのである。そこが大きく違うのだ。

病気は、無理を続ける、心労が重なる、あるいは本来運動するために筋肉を発達させた動物である人間が、筋肉を使わな過ぎることによって起きるのだと考えるのである。進化することによって得た機能を使い過ぎる、逆に使わな過ぎるということが原因となって破綻を招いているのだと思う。

確かに、遺伝子異常などで起こる病気が全くないわけではない。そのことはもちろん認めるが、その比率はとても少ないと思う。あっても病気のうちの三パーセント、それくらいの比率だと思う。

ところが現代医学では、どんなありふれた病気にも、遺伝子の異常を見つけようとする流れがある。糖尿病ならば、血糖値を上げ過ぎるような調節遺伝子があるのではないかと探しにかかるわけである。高血圧でも、血圧を高めるように働き過ぎる遺伝子があるのではないか、あるいは直接そういう遺伝子はなくても、調節遺伝子があるのではないかと、遺伝子異常を求めて躍起になっている。

特に糖尿病や高血圧では、親がそうだと子供もそうなるということが常識のようにいわれている。しかし、それはもし仮にあったとしても、遺伝子が直接糖尿病を引き起こすのではなく、その人たちが頑張ってしまう家系であるとか、逆にのんびりした家系であるとか、それぐらいの緩い遺伝子支配だと思う。その遺伝子は性格などを決める遺伝子であるから、自分の生き方を見直せば病気にならずに済むような、そういう緩やかな遺伝子支配なのである。たとえ遺伝の傾向があったとしても、それはすぐに病気を引き起こす遺伝子ではないと思う。

それに遺伝子の支配といっても、世代は次々に交代していくのであるから、何世代にもわたって一つの遺伝子が固定するということはなかなか起こりにくいと思う。

一人の人間を十世代さかのぼれば、約千人の親がいることになる。たった十世代で。

十世代通り過ぎるには、二百年から二百五十年かかるといわれるが、一つの遺伝子があっても、たった二百年で千分の一に希釈されるのである。そう考えると、ある遺伝子でその家系の人たちの体質が固定するというようなことは考えられない。遺伝子は世代ごとに次々に混じり合っていくのだから、私は、病気の原因については、緩い遺伝子支配はあるけれども、遺伝子の異常によるというよりも、自分の行ないによることのほうが多いと思う。生活環境や生き方を見直せば、ほとんどの病気から逃れられると考えている。

病気が治るということ

さて、私たちは風邪をひくと、ノドが痛くなって、咳《せき》が出る。鼻水も止まらないし、熱まで出てしまうこともある。それはとてもつらい。しかし、ここで大切なのは、この不快な症状が、実は体が自力で病気を治そうとしている、治癒反応だということである。不快な症状が本当に悪いものだったら、症状を止めるための治療をしなければならない。ところが、それが治るステップだとしたら、どうだろう。状況は変わってくる。むやみに止めてはいけないことになる。捉え方次第で対応が全く違ってくるのだ。

例えば、しもやけを考えてみよう。しもやけは赤く腫《は》れ上がってかゆいし、痛い。これはしもやけができた部分に血流が増えたために、起こっている症状である。寒さで組織が破壊されてしまったところに、血液がたくさん送り込まれて組織が再生され、初めてしもやけは治る。このように治癒に至るしくみが理解できれば、赤くなる理由も分るわけである。

また、寒冷地の人がしもやけになるように、南国の人だったら、厳しい陽射《ひざ》しに当たって日焼けをする。日焼けもしもやけと同じように、皮膚が赤く腫れ、かゆくて痛いけれども、それもやはり紫外線によって壊された皮膚の組織を何とか修復しようとして、血流が非常に増えているために出る症状なのである。その症状は、私たちにとって不快なものではあるが、組織が修復されるためには、絶対に必要なプロセスなのである。

膠原病の場合はどうかというと、熱が出ることが多く、痛い。ある意味ではしもやけや日焼けととてもよく似ている。ここでもやはり血液をたくさん送って、ウイルス感染やストレスで壊れた組織を修復しようとする反応が起こっているのである。

つまり、白血球が引き起こす炎症、ときには非常につらい不快な症状は、治癒反応であり、その症状を通り抜けたときに、組織が癒《いや》されて治るのである。そういう概念の認識をもう一度新たにしてほしい。これは医者ならば誰でも薄々は気づいていると思うのだが、もっと強く意識しなければいけないと思う。このことの重要性を認識していないから、すぐに対症療法に走ってしまうのである。

症状がひどいと、どうしても止めたいと思うけれども、治癒反応としての意味を考えずにその症状を徹底的に止めてしまうと、組織の修復は得られない。しかも薬が切れれば、また症状がぶり返す。そして、体が自ら行なおうとしている治癒反応を抑えてしまうのだから、根本の病気ももちろん治らない。そうやっているうちに、治る道筋が見えない情況に入りこんでしまうのである。これは考えてみれば、当然のことなのだ。

もちろん炎症の中には、そのまま放置しておいたら、死に至るほど程度のひどいものもある。そこが難しいところなのだ。例えばマラリアの場合、風邪よりももっと高熱が出て、熱のために死に至ることがある。天然痘やペストだったら、もっとひどい。感染症の中には、ある頻度で死をもたらすものも存在するわけである。その見極めが非常に難しいのだ。しかし、だからといって、治癒反応を完全にとめてしまっていいということにはならない。そこが間違えやすいところなのである。つまり、柔軟な対応が必要なのだ。ある意味では妥協することも大切である。あまりにも症状がひどくて、その症状が命を脅《おび》やかすほどだったら、症状の二〜三割を減らすように薬を投与する。そう考えればいいのである。

対症療法の限界

症状をすべてとめようとするのは、大変に危険なことなのだが、例えば解熱《げねつ》剤にしても、強力な薬がある。高熱を一気に下げてしまう薬が、比較的安易に処方されてしまう。膠原病の場合にはステロイドを使用して、炎症をとめてしまう。今出ている症状のひどさにおびえ過ぎて、全部とめようとするのはやり過ぎなのである。

研究が進んでいろいろな薬が開発され、症状が劇的に改善されると、その症状が治癒反応の一面を持っているものなのだという基本が忘れられてしまう。対症療法で特に怖いのは、強い薬が処方されていることなのだ。昔はそんなに強い薬はなかった。

江戸時代までのように、漢方だけで治療を行なっていた時代はもちろんだが、戦前は免疫抑制剤も、抗生物質も、ましてや抗ガン剤もなかった。使われる薬の作用は、みんなとても穏やかだった。薬を使っても治癒反応を完全にとめるほどは効かなかったから、破綻は来さなかったのである。しかし、今は強い薬が次々に開発されて、新薬がどんどん使われている。

学問の世界では、基本骨格をそのままにして側鎖をいろいろに変化させることなど、いくらでも可能である。つまり、分析化学や構造式など、化学の世界だけで開発できるので、どこまでも強い薬を作り出すことができるのだ。ステロイドでも強い薬がどんどん作られているし、抗生物質も次々と新しいものが出ている。対症療法が本当に怖くなるような、そういう時代にすでに突入しているのである。

だから、「正しい対症療法」とは何かといえば、先ほども述べたように、症状を完全にとめるのではなく、あまりにもつらい症状を、二〜三割減らすというぐらいの気持ちで対応することである。症状は治癒反応なのだという認識があるかどうかで、正しい対症療法ができるかどうかが決まるのである。

特に対症療法で破綻を来しやすいのは、消炎鎮痛剤とステロイドである。この二つの薬は作用がとても強い。消炎鎮痛剤は熱を下げる力が非常に強く、飲んでから三十分ぐらいで解熱してしまう。風邪をひいたときなどに処方されると、三十八度くらいあった熱があっという間に平熱まで下がるのだから、物凄《ものすご》いパワーである。この消炎鎮痛剤はどんどん開発されていて、その種類は強いものから弱いものまで、薬剤事典などで何ページにもわたるほどである。

消炎鎮痛剤の中では、アセトアミノフェンという薬の作用が一番弱い。ウイルスが暴れだすインフルエンザ脳症などの危険がある場合には、熱を下げるために、強い消炎鎮痛剤は使わず、このアセトアミノフェンを使うように、小児科の先生たちがキャンペーンを張っている。風邪薬を飲む習慣から脱却することが必要である。

消炎鎮痛剤とステロイドはどちらも抗炎症薬であるが、二つとも長く使っていると体がとても冷えてしまう。つまり、血流をとめて、生体反応を消失させて消炎しているのである。治癒反応のときには、必ず血流が増えると述べたが、消炎剤は血流をとめて消炎しているのだから、単に熱を下げているだけではなく、血流もとめているのである。これが過剰な対症療法を引き起こしてしまうしくみなのである。

第二章　毎日すっきり暮らすには——身近な病気の対処法

頭が重い。肩が凝る。腰が痛い。病院に行って診察を受けるほどではないけれど、どうも体調がよくない。そういう悩みを抱えている現代人は多いのではないだろうか。今では、大人ばかりでなく、小学生でもそのような症状を訴える。

それほど深刻ではないが、このまま放置しておいてもいいのだろうか。もしかしたら、これは重大な病気の予兆ではないのか。気になりだすと不安が際限なく広がっていく。そして、そもそもどうしてこんな症状がでるのか。

第二章では、そんな身近な体の悩みや病気について、免疫《めんえき》学の立場から解明したい。そこには驚くほど明快で、実は単純な体のしくみが隠されている。

頭痛のたね

おそらく頭痛を経験したことのない人は、一人もいないのではないだろうか。とても身近な病気の一つといえると思う。頭痛は、一般には偏頭痛や緊張性頭痛など、いろいろに分類されている。しかし私は、この一見それらしい分類は、頭痛がなぜ起こるのかという本質を突いてはいないと考える。その証拠が、頭痛にはすべて痛み止めが処方されているという現実である。薬以外に手を温めると効果がある、あるいは反対に冷やすと良いなどの理学療法的なアドバイスもあるけれども、そう言いながらも、必ず消炎鎮痛剤である痛み止めが処方されている。

本当のことをいえば、頭痛は名前を付けて分類する必要などないのである。つまり、緊張性頭痛と呼ばれるものは、ストレスが緊張を生み出した時点で起きるものである。首から頭にかけて、あるいは肩にかけての血管が収縮し血流が途絶えて、筋肉が非常に緊張することによって起こっているのである。重くしめつけられるような痛みで、本当にひどい人は、鍋《なべ》を被《かぶ》ったようなとか、鉛の鎧《よろい》を着ているようだと喩《たと》える状態である。

その後、そういう緊張した状態から解放されてリラックスしたとき、あるいは体が温まったときに、今度はズキンズキンという表現があてはまるような拍動性の痛みが出てくる。それは筋肉が緊張して血流障害が起きていた部分があった場合に、その原因となっていたストレスが取り除かれたとき、その部分の血流障害が解放されて、血液が押しかけている状態なのである。

頭痛に悩まされている人は、ちょっと思い起こして欲しい。ズキズキとした頭痛が

自律神経系の循環
(ホメオスターシス)

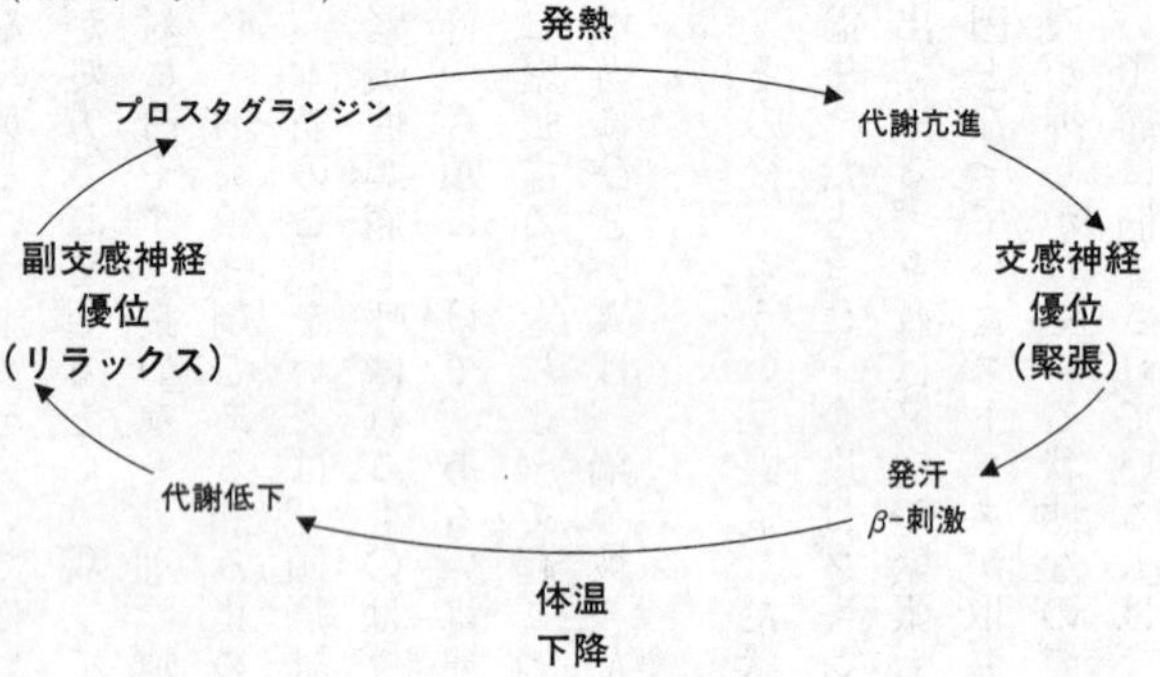

起こるのは、仕事が終わってホッとしたときや家で寛《くつろ》いでいるとき、あるいは布団《ふとん》に入って体が温まったときなのではないだろうか。

そういうときは交感神経緊張の状態から、副交感神経優位の状態に移っている。緊張していた筋肉に一気に血流が増えて、さっきまでは重い痛みだったものが、今度は拍動性の、頭が割れるような痛みに変化する。だから、その痛みの違いを偏頭痛とか緊張性頭痛などと分類することには、あまり意味がないのだ。筋緊張による痛みと、緊張が解けて血流が回復したことによって起こる痛み、この二つなのである。

第一章でも述べたように、私たちの体は血管が開くときには痛みを伴う。その主要な物質はプロスタグランジンである。このプロスタグランジンは、血管を開く、痛みを起こす、発熱させる、という三つの作用を持っている。ただし、頭痛の場合には炎症までは起こしていないので、熱は出ない。たまに熱が出る人もいるけれども、ほとんどの人に血管拡張と痛みが現れる。血管が拡張すれば、拍動が感じられるし、痛みも伴うのだ。

痛み止めを飲むと、頭痛はうそのようにサッと消えると思う。例えば、家庭薬としてはバファリンなどがポピュラーな薬だと思うが、飲めば短時間でよく効く。これらの痛み止めは、プロスタグランジンの産生を抑制しているのである。血管を開いて血流を多くしようとしていた物質がなくなれば、開いていた血管は閉じて組織が圧迫されることもなくなるから、とりあえず痛みはなくなるのである。しかし、この痛みが止まった状態は、別の視点から考えれば、ストレスで筋緊張が起こって血流が止まっている状態と、同じなのだ。言い方を変えれば、ストレスがぶり返している状態だといえるのである。だから、薬が切れれば、体は滞っていた血流を回復させようとして、その結果としてまた痛みがはじまるのだ。

頭痛薬はいつの間にか習慣になってしまうことが多い。しかし痛み止めで抑えている限り、頭痛を完治させることは難しいだろう。痛みを薬で抑え、しばらくして再発し、それでまた薬を飲むという繰り返しになってしまう。頭痛薬には特にそういう特徴がある。だから、頭痛を痛み止めで治そうとするのはやめるべきなのである。中には、薬を非常に短期間だけ服用して治ってしまう人もいるので、頭痛薬が絶対にだめだとは断言できないが、少なくとも常用するのをやめたほうがよいことは確かである。

では、消炎鎮痛剤に頼らずにどうすればよいか。それは、どうして筋緊張が起こり、血流が滞ってしまったのかを探ることである。考えられる原因として一番多いのは、やはり職場におけるストレスや家庭内のトラブルなどであろうが、じっくり考えてみれば、何らかの原因に必ず辿《たど》り着くものである。

その他、薬を常用している人の中には、痛み止め自体がストレスと同じ作用に働いてしまって、もともと頭痛の原因であったストレスは解消されているのに、頭痛薬そのものがストレスになってしまっている人もいる。だから、何か原因がないかを考えてみて、根本の原因は解決されているにもかかわらず、頭痛が続いているような場合には、頭痛薬そのものがストレスになっている可能性を考えてみる必要もあるだろう。

治癒反応のしくみを理解して、頭痛薬をやめようと決心し実行した場合、おそらく痛みがぶり返して、とてもつらいと思う。しかしそれは、血流を送って緊張を解くための反応なのだから、ある程度は耐えなければいけない。おそらく三日ぐらいは我慢しなければならないと思う。

三日間も頭痛に悩まされるのは確かにつらい。残念ながら、一日、二日では治まらないのである。一日か二日で治るのならまだしも、三日は続くから、なおさらつらいのである。だから、痛みに耐えられずに途中で薬を飲んでしまって、元の木阿弥《もくあみ》になってしまうことも多い。だが、それをやらなければだめなのだ。頭痛は日常的に起きやすい病気であるから、例えば夏休みや、年に何回かある三連休などを利用して、薬断ちに挑戦してみる価値は十分にあると思う。

頭痛発生のしくみが理解できれば、解消の方法も自《おの》ずと明らかになる。ストレスを除くことはもちろんだが、緊張性の頭痛のときには、首や手を温めたり入浴したり、あるいは夏だったら、冷房を弱くするのも効果がある。回復反射による頭痛があまりにも辛《つら》い場合には、首筋を少し冷やしてどっと押しかけている血流を和らげてみるのも有効である。ただし冷やしすぎは禁物である。なにごともほどほどにすることが肝心である。

また、ストレスがまだ軽いうちは、その影響は頭蓋骨《ずがいこつ》の表面の筋肉や血管の反応で留まっているが、もっとストレスがひどくなると、脳内の血管にも影響が出て、動脈瘤《りゅう》を形成し、ついには破裂にいたってしまうこともある。頭痛はその前兆として起こっているケースもある。頑張り過ぎによるストレスには十分気をつけなければならない。

国民病ともいわれる肩こり

肩こりは国民病といってもいいのではないだろうか。特に女性のほとんどが抱える悩みである。ＯＡ機器を扱う人にも多い。肩こりの原因は、心理的なストレスというよりは、やはり固定した動作を続けたり、目を酷使するなど、日常の行動が絡《から》んでいる場合が多い。ストレスで起こることもまれにあるが、長時間にわたって同じ姿勢をとっていることが原因となる。また、なで肩で筋力が少なく、やせている人に多い。

肩に関連する筋肉を常時緊張させているような作業をしていないかどうか、まずそれをチェックしよう。仕事の合間に体操すると効果がある。

肩こりも頭痛と同様に、筋緊張で肩が重く感じるときと、継続した動作から解放されてリラックスしたときに出る痛みの二種類がある。だから、頭痛薬と同じように、血流が増えているのを抑えてしまう消炎鎮痛剤の使用は逆効果である。

肩こりを解消させるには、温めることも有効だが、体操が一番効く。体操すれば血流が増えて温められるし、体操によって筋力をつけることもできる。筋力がつけば、筋肉の緊張に耐えられる体にもなってくる。体操といっても、腕を上げたり回したりといった軽いものでいい。五〇〇グラムくらいの軽めのダンベル体操もいい。首の体操も効果がある。首を左右に倒したり、ゆっくり回したりして緊張を解く。そしてなによりも、緊張を蓄積させないこと、長時間同じ姿勢を続けないことが重要である。仕事の性質上それが無理な場合は、たとえば一時間作業をしたら、必ず体操するというように、体操も習慣にしてしまうとよいだろう。

五十肩は〝年のせい〟ではない

中年と呼ばれる世代のなかには、腕が上がらなくなってしまうほど、肩こりがひどい人がいる。いわゆる四十肩、五十肩と呼ばれるものである。これらは肩周辺の筋力の衰えや運動不足という遠因はあるにしても、加齢が直接の原因で起こるものではない。老化現象だといってあきらめてしまう必要はないのだ。

では原因はなにかというと、「片寝」である。仰向けではなく、どちらか一方だけを向いて寝ることによって、肩関節の血流が障害されていたのである。右側ばかり下にして寝ていると右肩が、左側ばかり下にしていると左肩が痛くなってしまう。日ごろの運動不足によって筋力が衰えているという素地はあるものの、年をとったせいではない。体重が一方だけにかかるのは大変なことなのだ。若い人でも、一方だけを向いて寝たことによって、下側の耳が圧迫で痛くなったり、腕がしびれてしまった経験はあると思う。

四十肩や五十肩の予防と解消には、体操で筋力をつけること。そして、片寝を避けてなるべく仰向けに寝る時間を長くすることである。睡眠は無意識の世界のことだから無理だと思われるかもしれないが、就寝前に「仰向けに寝る」と強く思えば、仰向けに寝ている時間を長くすることは可能である。何か用事があって朝早く起きなければならないときなどに、「絶対明日の朝は五時に起きるゾ」と念じると、目覚まし時計が鳴る前に眼が覚めるという経験はないだろうか。これと同じで、自己暗示をかけることは比較的簡単なのだ。そして、自己暗示によって眠りが浅くなってしまうのではないかという心配も無用である。

また仰向け寝には、口呼吸になりにくいという利点もある。横向きで寝ると口で呼吸しがちになる。口呼吸は扁桃腺《へんとうせん》を刺激して免疫系を乱すので危険だ。仰向けに寝ると自然に口が閉じるので、無理なく鼻で呼吸するようになるのである。

治療法を間違えると恐ろしい腰痛《ようつう》

腰痛を訴える人も非常に多い。そして、腰痛は病院に通っても治ったためしがないといわれるほど厄介な病気である。

では、なぜ病院に行っても治らないのか。答えは明快である。腰痛には、必ずといっていいほど痛み止めが処方されている。だから、治らないのだ。もし肩こりに悩んで病院に行ったとしても、痛み止めまでは処方されないと思う（たまには処方されているが）。しかし、腰の場合は痛みで歩けなくなったりしてしまうから、とにかく痛みを抑える薬が出される。

腰痛が治らない原因はもう一つある。コルセットである。治療の最初からコルセットを使うことはあまりないと思うが、なかなか治らないと、患者は焦《あせ》るだろうし、どうにかしてほしいと懇願された医師は、何とかしなければいけないと思って、コルセットを使う。痛み止めを処方して、その上にコルセットである。この二点セットをやれば、腰痛はひたすら悪化する。

それはなぜかというと、腰痛が起こる原因と結果の認識が、完全に逆転しているからなのだ。腰痛は、筋力低下による筋肉疲労で起こることが多い。筋肉疲労のときには、老廃物質が出て血管が閉じるので、血流が悪くなっている。その後、体を休めたときに血流障害が回復して、血流が増えて痛みが出てくる。つまり、腰痛自体は筋肉疲労を治癒するための血流回復反射なのである。しかし現在の治療では、せっかく体が回復しようとしているのに、消炎鎮痛剤で血流を止めようとしているのだ。消炎鎮剤は湿布薬にも使われている。薬で血流を止め、そのうえに、コルセットで身動きできないようにするわけだから、さらに血流は低下する。二つの治療法によってダブルで血流を止めているのだから、筋力はさらに低下していく。腰痛はますます悪化するわけである。

また、筋力の低下ではなく、精神的なストレスが原因で腰痛になる場合もある。ストレスは血流を抑制する。それから解放されたときに、痛みが発生するのである。心身症などの心の病気によって、腰椎《ようつい》に障害が起きる可能性もあるし、自分では気づかないうちに、頑張り過ぎによるストレスが腰痛を招いているケースもある。

腰痛と、椎間板《ついかんばん》ヘルニアと、腰椎すべり症は、同じメカニズムで起こる。筋肉疲労で血流が悪くなって腰痛が起こり、血流の途絶えが持続すると、組織が壊れて、椎間板の弾力が失われ、その周りの骨が破壊されて、いろいろな変形痛が起こるのである。椎骨の変形と椎間板の突出が起こっているところに、さらに体重がかかって、椎骨がずれるのが腰椎すべり症である。診断名はいろいろと違っていても、原因はすべて血流障害による組織破壊なのである。

これらを治すには、血流を増やすしか方法はない。血流が増えれば、組織はその時点から修復されはじめるから、いずれは痛みもとれてくる。腰痛やヘルニアなどの痛みを、神経の圧迫という概念ばかりで捉《とら》えるから、痛みをとるために消炎鎮痛剤を処方したり、あるいは圧迫を取るために牽引《けんいん》したりする。しかし、この治療法で治った例はほとんどないのである。つまり血流を増やさなければ、筋肉疲労も治らないし、組織障害も治らない。腰痛ほど間違った方法が蔓延《まんえん》している医療はないと思う。

では、どうすればよいか。まず消炎鎮痛剤をやめる。コルセットを外す。そして、動かせる範囲からでよいので、少しずつ体を動かして血流を増やす。運動を続けているうちに、だんだん動かせる範囲も広がってくるから、筋力もついてくる。きちんと続ければ、大体三週間でどんな難治性の腰痛でも治癒できる。五年、十年と治らなかった腰痛が、この方法を実行すれば、長くても一ヶ月で治っているのだ。

引っ越しなどでたんすのような重い物を持って腰を痛めてしまうこともあるだろう。そのような場合は、二、三日の安静で治るかもしれない。いわゆるぎっくり腰も、それまで徐々に筋力が低下していたために、無理な姿勢や重い物を持ったことをきっかけとして起こることが多い。低下した筋力は、安静にしていても回復しないのは当然である。

腰の痛みに耐えかねて病院を訪れると、多くの場合、レントゲン写真を撮られて、「ここに変形があるから、痛みが出ているのですよ」と説明される。写真を見ると確かに変形があるから、患者は衝撃を受けてガックリしてしまう。これほど悪かったのかと落ち込んでしまい、あきらめムードになる。

しかし、そうではないのだ。年を取れば、誰でも大抵変形が出ているものなのである。みんなあちこちの骨が変形したりつぶれたりしながら、知らないうちにそこがまた自然に修復されて、不都合なく日常生活を送っているのである。

だから腰痛も、関節を動かすなどして血流を増やし、組織を修復すれば、ゆがんだなりのいい形で治るのである。お年寄りには、猫背になったり腰が曲がっていたり、いろいろな体形の方がいるけれども、それなりに健康に暮らしている。組織修復はX線照射で見ただけでは分らない。

最近では、整形外科医のなかにも、レントゲン写真と病気は一致しないと考える人が多くなった。整形外科に行くと、十人に九人は痛み止め、その後はコルセットという経過を辿るけれども、やはり、これではいけないという整形外科医も出てきて、「日本関節運動学的アプローチ医学会（AKA）」「日本カイロプラクティック医学会」などの組織が活動を始めている。

こういうグループが出来たのはとてもいいことだが、重要なのは、ちゃんと痛み止めをやめているかどうかである。消炎鎮痛剤の弊害に本当に気づかなければ、意味がない。一番問題なのは、長年にわたって痛み止めを使用することなのである。

腰痛の原因のほとんどは、総体的な筋肉量の低下、筋力低下と、運動不足、あとは体重増加である。筋肉が体重を支え切れないのだ。若い人の場合は、肥満によるものが多い。そして、三十代、四十代で腰痛に悩んでいる人には、若いときにスポーツをしていた人が意外に多い。スポーツをしていた頃は、筋力を鍛えているし、骨格も大きくなっている。運動していれば、筋力と骨格がふさわしい状態に保てるのだが、スポーツをしなくなってからが問題である。骨格は大きくなったまま変わらない。運動をやめてエネルギーを使わなくなっているのに、昔の習慣を変えずに食べる量は減らない。すると、立派な骨格に今度は脂肪がつく。その一方で筋肉は鍛えていないので、どんどん弱っている。そしてついに腰痛になるのだ。六十代、七十代になって起こる腰痛は、老化による筋力低下が原因である。

ところで、ここで特に強調しておきたいことがある。それは、七十歳になっても、八十歳になっても、九十歳になっても、筋肉は使えばつくということである。だから、鍛えなければいけないのだ。年をとったからといって、運動しないと腰痛になってしまうのである。

激しい運動である必要はまったくない。体操などで体を動かすだけで十分である。ときには、ふだんの生活で無理な姿勢をとることもあるだろう。高いところにある物を背伸びして取ったりするような動作である。私は、筋力はふだん使うよりも二割増しに鍛えておくように勧めている。そうすれば、無理な姿勢を取ったとしても、筋肉は耐えられるだろう。

体操は、ラジオ体操のような簡単なものがいい。腰を揺すって負担をかけるのも効果がある。腰を左右に揺すりながら、手でお尻《しり》を触るような運動がいいのだ。体を傾けるのもいい。つまりは腰に負担を掛けるようにすればよいのである。散歩もいいが、姿勢が変わることがないので、大臀筋《だいでんきん》は鍛えられるが、腰の筋肉はあまり鍛えられない。腰のまわりには骨盤を支えるいろいろな細かい筋肉がたくさんある。それを鍛えるには、揺すること。体を揺すると、体重の三分の一から二分の一の力が腰の筋肉にかかるので、効率よく鍛えられるのである。

腰と背骨。あとは首。これら全部を左右に動かして揺すってやる。こうして筋力を二割増しにしておけば、腰痛も起こらないし、腰椎すべり症にもならない。

腰痛についてはもうひとつ加えておきたいことがある。腰痛になってしまったときに、とりあえず患部を冷やす人が多いのではないだろうか。冷やした方がいいということは、常識になっているかもしれない。しかし、血流回復のしくみを考えれば、答えは自ずと出ている。温めたほうがいいのである。お風呂《ふろ》にも入っていい。ただし、痛さは増すかもしれないが。

痛みは血流回復によるもので、その組織が治されているのだという認識がないと、慌《あわ》てて湿布薬を貼《は》ってしまうことになる。消炎鎮痛剤の宣伝は、テレビなどでも盛んに行なわれている。「インドメタシン使用で、筋肉にじかに効く」などと成分を強調されて、いかにも効くというイメージがあるから、一般の人が信じてしまうのも当然であろう。

湿布薬も血流回復を止めようとしているわけだから、使えば治癒への道は遠のいてゆく。しかし、市販の薬を自分で湿布しているうちはまだいい。整形外科に行くと、今度は飲み薬になるから、これは決定的である。塗り薬のうちはまだしも、飲み薬では、全身の血流に影響が出るから、あちこちの具合が悪くなる。

痛み止めを服用していると、全身性の交感神経緊張の状態になるので、あらゆる病気が上乗せされる。例えば高血圧、糖尿病などだが、加えて交感神経緊張で興奮しているから不眠症になる。心臓にも負担がかかってくるから、心肥大にもなる。

そして、痛み止めを内服して三年もすれば、おそらく十種類の薬が上乗せされるだろう。まず、高血圧を抑えるために降圧剤が処方される。降圧剤は、必ず三つか四つ出される。次に糖尿病になったら、経口糖尿病薬が加わる。眠れないと、今度は睡眠導入剤と抗不安剤などが増える。そうやってあっという間に薬が増えていく。白内障や緑内障にもなるかもしれない。高齢者の薬漬け医療のきっかけは、腰痛による痛み止めの使用だと言ってもいいくらいなのだ。

膝《ひざ》が痛いのは太りすぎ

膝痛の原因は、まずは肥満である。それに運動不足による筋力低下。リウマチで膝痛になる人もいるし、骨関節症と診断される人もいる。筋力が低下したことによる筋疲労で膝が痛くなった場合には、必ず血流障害を伴っているから、その回復のときに痛みが出る。血流障害は必ず関節組織の破壊も伴うので、骨関節症という組織破壊の病気になるのである。骨関節症の患者には、やはり肥満している人が多い。六十代、七十代で非常に太っている人は、一〇〇パーセントといっていいほど、骨関節症を患《わずら》っている。

あとは運動不足である。たまに動くと疲れてしまい、休んだときに血流が回復するから痛くなる。それをそのまま放っておけば、一定期間で治るのだが、膝が痛いと我慢できずに、コマーシャルを信じて、貼る、塗るの消炎鎮痛剤を使ってしまう。すると痛みはとれるが、血流が止まってしまう。そして痛みが治らないという悪循環にはまってしまうのだ。

腰痛のところで、コルセットはいけないと述べたように、膝痛のときにサポーターをするのもよくない。サポーターはまだ可動性があるから、コルセットほどではないが、動きにくくなるのでやめたほうがいい。圧迫による血行抑制もある。

コルセットほどの弊害はないが、考え方そのものが間違っているのである。確かに膝痛の中には、スポーツのやり過ぎで起こる場合もある。バレーボールなどで膝を酷使して膝を痛めた場合には、運動量を少し抑えるためにサポーターをすることは意味があるかもしれない。

太りすぎによる過重で起こる膝痛は、サポーターなどで支えるよりも、体重を減らすことを最優先すべきである。またある程度運動して、筋力をつけることも大切だ。散歩ができないほど痛い場合には、体操をすればいい。膝に負担をかけないような体操をすればよいのだ。横になれば、体重を気にせずに膝を曲げられるだろう。仰向けになって自転車をこぐように膝を動かすといい。

スポーツのやりすぎによる筋肉痛の場合には、冷やすことが有効なケースもある。野球の投手などが肘《ひじ》をアイシングしていることがあるが、筋肉疲労の急性期は冷やす、急性期を過ぎたら温める、というのがスポーツ医学の基本である。この場合は、虚血後再灌流《さいかんりゅう》というのだが、組織を使い過ぎて筋線維を断裂してしまったようなときなど、限度を越えて無理した場合に、炎症が非常に強く起こる。筋肉を酷使したあと休んだことによって大量の血流が、一気に回復する。そういうときには、一時的に冷やして血流を抑えたほうがよいこともあるのである。

個人差で片づけてはいけない痔疾《じしつ》

痔も病院で治すことが難しい病気であろう。医者に相談しても、手術をするほどひどくなければ、「個人差がありますからね」という一言で片づけられてしまうことも多いと聞く。腰痛が病院で治せない病気の横綱だとすれば、痔は大関という感じであろうか。なぜ医者にかかっても治らないのかというと、インドメタシン座薬を使うからである。消炎鎮痛剤の座薬を使うから、治りが見えてこない。

痔は、頑張り過ぎの日常生活や排便時に気張り過ぎて、血流がさまたげられ、組織が破壊されることによって起こる。交感神経が緊張状態になっているので、顆粒球《かりゅうきゅう》が過剰反応して粘膜が破壊されているのだ。痔がひどく悪化すると、膿《うみ》が吹き出すことがある。これは完全に、交感神経緊張状態がつくる顆粒球の炎症なのである。

顆粒球の炎症を回復させようとするときに痛みが出るのだ。だから、痛みを消す治療は、結果的に症状を悪化させてしまうわけである。自分で何とかだましだまし治療しているうちは、それほど悪くはならないが、病院に行くと一気に悪化する。それはインドメタシン、消炎鎮痛剤の座薬を使ってしまうためである。

そして、ついには薬では抑えられなくなって、手術することになる。しかし、手術をして一時的に治っても、もともとの交感神経緊張という状態が改善されていなければ、必ず再発する。痔を治すためには、生活を見直すことが先決であろう。特に、頑張り過ぎはいけない。

便秘が続いた結果、痔になってしまうことも多い。便秘も自律神経支配の概念で説明することができる。それはどういうことかというと、交感神経緊張状態が、消化機能を抑制するからである。消化機能を支配しているのは副交感神経なので、ストレスによって交感神経優位となると、消化管の働きが鈍くなってしまい、必然的に便秘になるのである。便秘は個人差があるからなどといって、済ませてしまっていてはいけない。

一口に便秘といっても、数日、なかには一週間も便が出ない人がいる。これはかなり深刻な便秘だが、一応毎日便通のある場合でも、かなりいきまなければならなかったり、時間がかかったりするのも、よくない。健全な食生活を送っていれば、一日一回、朝のうちに二〜三〇〇グラムくらいの便が、何の苦労もなくするするっと出るものなのである。

痔を患っている人は便が出にくいのであるから、トイレに行ったときに、気張る。そうすると、より交感神経が緊張するから、ますます悪循環に陥ってしまう。痔を治すためには、便秘を改善させるように食事内容に気を配ることも大切である。食物繊維のある野菜やキノコ、海藻などを適度に食べることは、便通をよくするのに有効だろう。

何かストレスを感じていることはないか、仕事を頑張り過ぎていないか。そして食生活はどうか。これらのことに注意して生活を見直せば、痔は必ず治る。痛み止めの座薬は絶対に使ってはいけない。

よくいわれることに、痔は人類の宿命であるというものがある。しかし、それは間違いだ。そんな簡単に片付けてしまっていたら、原因があいまいなまま、治す方向は見えてこない。痔は二本足で立ち上がった人間に特有の病気だと書いてある本もある。そんなことはない。四本足の動物でも痔になるのだ。北海道や東北地方では、重石を積んだ橇《そり》を馬に曳《ひ》かせて競走させる輓馬《ばんば》レースが行なわれるが、これに使われる馬は、軒並み痔になってしまうのである。二本足だろうが、四本足だろうが、無理をすれば、痔になるのである。

歯周病の意外な原因

歯周病は、日本人の四十代以上では、八〇パーセントの人が罹《かか》っているともいわれる国民病である。特に四、五十代の男性に多くなっており、歯茎の色が悪くて出血を伴い、時には歯茎から膿が噴き出して、やがて歯がぐらつきだし、ついには抜けてしまうといった事態に至る。総入れ歯になってしまう第一の原因である。

歯周病も顆粒球の過剰反応によるものなのである。頑張り過ぎ、気張り過ぎから交感神経緊張に至り、顆粒球増多となって粘膜を破壊するという経過を辿《たど》った結果なのだ。

口腔《こうくう》内を清潔に保つことは大切だが、それだけでは治らない。生活スタイルを見直すことが必要なのだ。歯周病は、周りに対して小言ばかり言っている、あるいは言われているといったストレスフルな生活が招いているものなのである。

また、交感神経緊張は虫歯の原因にもなる。つまり、交感神経優位の状態では血流が悪くなっており、副交感神経支配にある唾液《だえき》の分泌《ぶんぴつ》も抑えられてしまう。唾液には汚れや細菌を付きにくくさせたり、粘膜を保護したりする重要な働きがあるのだ。

風邪は奥の深い病気

風邪は万病の元といわれるが、たしかに奥の深い病気である。風邪はウイルス感染で起こるが、その後で肺炎や化膿《かのう》性の扁桃腺《へんとうせん》炎になってしまうこともある。風邪をひくとまず鼻水が出るだろう。最初はサラサラしていた鼻水は、治りかける後半になると、必ず粘り気のある、黄色の液状に変わる。この黄色い色は化膿によるものである。なぜ鼻水の質が変わるのか。この謎《なぞ》を解くカギが、やはり白血球の自律神経支配なのである。ウイルスとリンパ球が戦っているときは、副交感神経優位の症状が出ている。副交感神経は消化管の働きと分泌現象を支配しているから、鼻水がとても出る。時には消化器の過剰反応で下痢をすることもある。その前にだるく感じられるかもしれない。これは徐脈になったためである。すべて副交感神経のリラックスの反応か、あるいはその過剰反応なのである。

ところが、ウイルスとの戦いが終わって治癒期になると、今度は自律神経反射で、顆粒球が増加してくる。その顆粒球が交感神経優位の症状をつくる。交感神経は分泌現象を抑制するから、鼻が粘ってくる。そして常在菌と戦って化膿してできたものが、黄色の液体の正体である。この状態のときに無理をしてしまうと、交感神経がより刺激されて、化膿性の炎症が強く出る。そのときには、抗生物質が効く。

今は、予防という形で最初から抗生物質を使う。ピントがずれているのだ。無理を続けた場合に、後期反応としての化膿が強く出るのだから、無理をせずに体を休めていれば、後期反応はほどほどで止まる。つまり抗生物質は必要ない。免疫のしくみを知っていれば、解熱剤と抗生物質を同時に処方することなどあり得ないのだ。

そのうえ、普通の風邪にも抗生物質を処方してしまうから、MRSA(メチシリン耐性黄色ブドウ球菌)などの耐性菌が出現するのである。そればかりか、魚の養殖や養鶏場などでも、予防的に抗生物質を使っている。抗生物質の使いすぎは、さまざまな弊害を生みはじめているのである。抗生物質は腸内細菌をたたき、細菌に反応する顆粒球を減少させるので、リンパ球の過剰反応を誘発する。先進国で子どもの急性リンパ性白血病の発症頻度が高いのは、風邪薬に抗生物質を混ぜるからだという声がある。

第三章で詳しく述べるが、胃潰瘍《いかいよう》で、抗生物質を飲んでピロリ菌を除菌した場合、激しい下痢を起こす人がいる。これは抗生物質が腸内の細菌叢《そう》のバランスを崩して、常在菌、たとえばビフィズス菌などを殺してしまうためで、その結果お腹《なか》を壊してしまうのである。

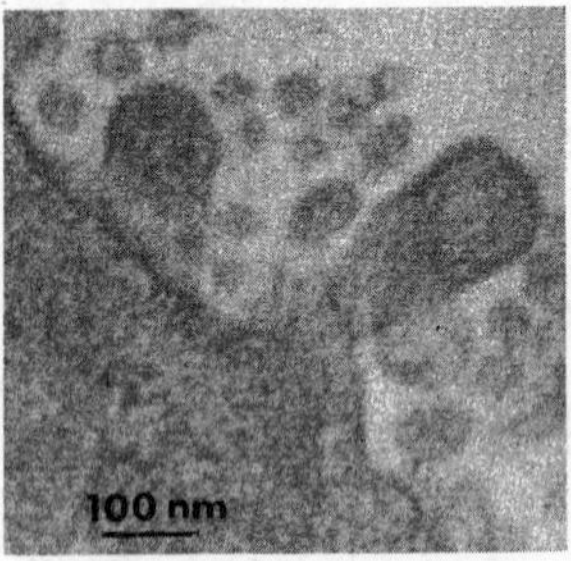

カタル性虫垂炎
粘膜に風邪ウイルスが見つかる

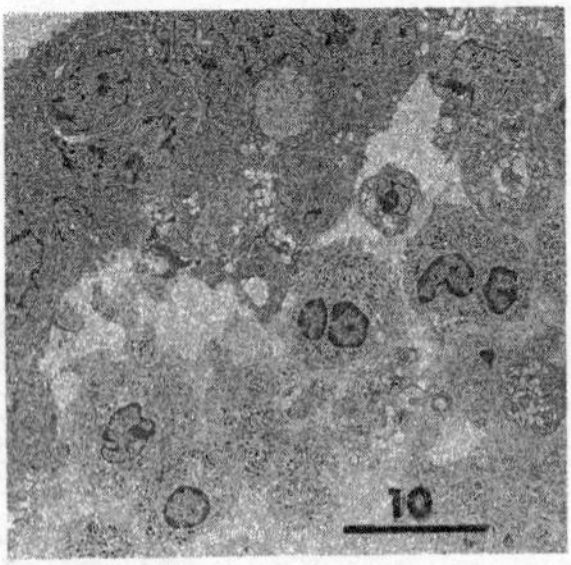

壊疽性虫垂炎
顆粒球が集まり、粘膜が破壊されている

私たちの体は、リンパ球と顆粒球のバランスで、どちらかが過剰反応を起こさないようになっている。それなのに、早くに抗生物質を使ってしまうと、顆粒球が必要なくなるのでリンパ球が過剰反応を起こし、カタル性の中耳炎などを引き起こしてしまうのだ。良心的な小児科医が嘆いていた。

風邪をひくと、まず体がだるくなり、そのうちに熱が出てくる。これは、リンパ球とウイルスが戦っているためだが、副交感神経の緊張時には、先ほど述べたように、血管を広げる物質のプロスタグランジンが分泌される。それで顔が赤くなり、熱が出るのである。このことが、プロスタグランジンの産生を抑制する解熱鎮痛剤が、発熱にはよく効くという謎《なぞ》ともつながるわけである。

しかし、発熱は治癒反応なのである。ウイルスと戦ってやっつけ、さらにウイルスが破壊した組織を修復するために血流を増やしている。そういう意味合いがあることを考えて、解熱はできればしないほうがよい。熱があまりにも高くなったり、高熱によって脳などに障害が及びそうな場合には、二〜三割下げるぐらいの気持ちで使うのが、賢い解熱鎮痛剤の使用法だと思う。

後期になって鼻や痰《たん》が化膿性のものに変わるのは、ウイルスと一緒に別の細菌が入ってきて化膿しはじめたからではない。ある程度の化膿は、顆粒球増加による、常在菌との戦いによって起こっているのだ。鼻水がだんだん粘稠《ねんちゅう》になって黄色く変わり、やがて風邪は治っていくのである。

風邪をひくと、主に扁桃腺が腫《は》れるが、お腹の扁桃腺と言われる虫垂でも、ある程度の炎症を起こしている。調子が悪いのに無理をしてしまったときに、後期の化膿する症状がより強く出て、化膿性の虫垂炎になることがある。もっとひどい場合には、壊疽《えそ》性の虫垂炎になる。

二〇〇二年ワールドカップのときに、小野伸二選手が虫垂炎になって、手術するかどうか取り沙汰《ざた》されたことがあった。それは体調が悪いのに練習を続けて、顆粒球の過剰反応を起こしたためかもしれないし、あるいは精神的なプレッシャーもあったのかもわからない。いずれにしろ、交感神経の過剰な緊張が、化膿性の病気を引き起こしたのである。これは扁桃腺でも起こるし、虫垂でも起こるのである。扁桃腺を腫らすのはアデノウイルスで、虫垂を腫らすのはエンテロウイルスだが、ウイルスによって好む場所があるので、ウイルスがどちらであるかによって、下痢しやすい風邪であるとか、喉《のど》をやられやすい風邪であるとかが決まってくるのである。また、外界にウイルスが満ち溢《あふ》れているのはもちろんだが、私たちの体の中にもたくさんのウイルスが潜伏している。それらは免疫力が低下したときに顔を出す。病気は外から体に入ってくるウイルスが引き起こすものばかりではないのである。

最近では、ストレスが原因で交感神経緊張状態になって顆粒球が増え、リンパ球が減って免疫機能が低下した結果、ウイルスに感染しやすくなって、ひと冬に何回も風邪をひいてしまう「頻回感冒症候群」といわれる症状も増えている。

目まいと耳鳴り

目まいと耳鳴りも、病院ではなかなか治せない病気である。

それは、どうして目まいが起こるのか、どうして耳鳴りが起こるのかが謎だったからなのだ。これまでは、偶然に起こっているとしか考えなかった。あるいは年のせいにしていたのである。加齢は一つのファクターではあるが、脳への血流の急激な回復が、目まいや耳鳴りを起こすのである。つまり、無理を続けて交感神経が緊張していたものが、休息することによって自律神経反射を起こし、血流が急激に回復してまわりの組織を圧迫し、目まいや耳鳴りを引き起こすのだ。

血流があまりにも多い場合に、三半規管に破綻《はたん》を来《きた》すのである。血管が拡張し過ぎると、血流が停滞して循環障害を来し、むくみを起こす。これが目まいの原因である。また血流の刺激が音を出しているように聞こえるのが耳鳴りである。だから、目まいや耳鳴りを治すためには、ストレスのある生活をしていないか、あるいは脳に血液が行かないような生活習慣がないかどうかをチェックする必要がある。

脳に血液が流れにくい生活習慣とはどういうものかというと、例えば高い枕《まくら》の使用がある。目まいを訴える患者と面接するときに、私が一番気をつけているのは、枕が高くないかどうかということだ。

昔は、高い枕を好む人が多かった。実際、ある種の人たちにとって、高い枕はそれなりにメリットがあるのである。枕が高いと脳に血液が行きにくい。だから頭が痛くならないのだ。頭痛持ちの人は、枕が高くなる傾向がある。逆にいえば、高い枕が好きなのは、頭痛や目まい、耳鳴りが怖い人たちなのである。

布団に入ってしばらくすると、体が温まってくる。副交感神経は、寝ている間の方がより刺激されるから、血管は目いっぱい開いて血流が押し寄せることになる。すると、頭が痛くなる、目まいがする、耳鳴りがするといった不快な症状が出やすくなる。そこで、寝ている間の頭部への血流を止めるために、無意識のうちに枕が高くなるのである。自然に身を守る行為が、この場合は体に悪いほうに出てしまっていたのだ。

では、目まいや耳鳴りを起こさないためには、どうすればよいのか。それは、ふだんから脳への血流を増やしておけばいいのである。血流を増やすのに効果的なのは、首の体操である。高い枕をして血流を抑え、目まいや耳鳴りが起こらないようにするのではなく、ふだんから血流をよくして、血液が急に押しかけないようにすればよいのだ。仕事の合間に首を回したり、左右に傾けたりするだけでいいのである。そうすると低い枕でもよくなる。低い枕のほうが頭の血流にはいいに決まっている。

目まいや耳鳴りに対する現在の治療法はすべて対症療法なので抗炎症剤を使っているが、これは押しかけた血流を止める薬である。薬を服用すれば、ひどい症状は一時的に治まるが、根本の原因が解消されたわけではないから、必ず再発する。

私は臨床医ではないので、常に患者と接しているわけではない。しかし、一ヶ月に一度くらい、共同研究者の福田稔先生のところで、患者の話を聞いたり、枕もとを訪れたりする機会がある。そうすると、その人独特の癖が見抜けたりすることがある。

一日に五十人も六十人も診察していると、忙しすぎて気づかないまま見過ごしてしまうようなケースも起こりうる。たまに機会に恵まれると、意外な発見をすることもあるのだ。

この間も、脳腫瘍《のうしゅよう》の患者を見舞ったのだが、やたらに枕が高いことに気づいた。その人は頭痛持ちで、十年以上も痛み止めを飲んでいたという。そのうえ高い枕をしていたから、脳に血液が行っていなかったのだ。だから、脳に腫瘍ができたのである。

私自身も、一年ほど前から耳鳴りがしてきているのだが、耳鳴りが起こるのは、やはり休んだときだけである。仕事をしている間はほとんど出ない。家に帰ってホッとしたときになるのだ。論文を書いたりするときは根を詰めるので、血流が止まっているのだろう。首がゴリゴリに凝っている。

一方、目まいと逆のメカニズムで起こるのが、立ち眩《くら》みである。立ち眩みは、急に立ち上がることによる虚血で起こる起立性脳虚血である。私たちの体は、立ったときにすぐ血圧を上げ、脳にまで血流を送るように瞬間的に調節している。あっという間に血圧が上がるのである。ところが、それが遅れると立ち眩みになる。同様に、立ったときに腎臓にまで血液が行かないと、起立性タンパク尿になる。

立ち眩みを起こすような人は、ふだんあまり運動をしないので、急な動作についていけないのである。立ち眩みを起こさないようにするには、立ったり座ったりしたときに、あるいは、寒さや暑さに対して、すぐに自律神経が反応できるように、ふだんから刺激を与えて鍛えておかなければいけない。例えば、風呂上りに水をかぶる。風呂に入ると血管が広がるので、最後に水を浴びて血管を収縮させる。神経がすぐ反応できるように訓練しておくのだ。起立性タンパク尿などを起こすのは、過保護の子どもが多い。大切にされすぎて、環境の変化についていけない体質になってしまっているのではないだろうか。

眠れないのはどうしてか

不眠に悩んでいる人もたくさんいると思う。高齢者の不眠の原因で多いのは、やはり痛み止めの服用だろう。痛み止めは交感神経緊張の状態をつくる。痛み止めは、血管を開かせるプロスタグランジンの産生を抑制し、その結果、神経伝達物質のアドレナリンやノルアドレナリンが分泌され、これらが血管を閉じて血圧を上げる。

私たちの体には交感神経緊張状態を作る物質が三つある。それはアドレナリン、ノルアドレナリンとドーパミンで、三つをまとめてカテコールアミンと呼んでいる。アドレナリンは副腎髄質から出る興奮物質で、ノルアドレナリンは交感神経末端から分泌され、ドーパミンは脳で作られる。三つともとても構造式が似ている。興奮させる活性部位はOH基で、もうひとつ水素イオンがつけば中性の水になるOH基は、酸化力が強い。この状態をハイドロオキシラジカルというのだが、興奮は、酸素、またはそれに近い物質により酸化されることによって起こるのである。

ついでにいえば、話しつづけることも興奮の極限といえる。話すためには酸素を取り込まなければならない。それほどの肉体労働ではないのに疲れてしまうのはそのためなのである。

さて、痛み止めの服用などで交感神経が緊張し、興奮した状態が夜も続くと、当然のことながら眠れなくなる。だから眠れないからといって安易に睡眠薬を飲んでしまう前に、痛み止めを飲んでいないかどうかチェックする必要があるだろう。痛み止め以外では、降圧剤も不眠をつくる。血圧を下げるには薬に頼るのではなく、生活を変えてみることも必要なのである。

それから、いくら年を取っても、日中にはある程度活動して、ほどほどに疲れることが大切である。日中に疲れていないと、夜になっても眠くならないし、どうしても夜更《よふ》かしをするようになる。それは、自律神経の日内リズムが崩れることにもつながる。また、老年を迎えても、ある程度の運動を必要とするのは、筋肉が発達した動物の宿命でもあるのだ。

運動以外にも、疲れる方法はある。それは入浴である。高齢者には入浴が嫌いな人が多い。それはなぜかというと、入浴が意外に体力を使うからなのだ。若いときには毎日風呂に入っても苦にならないし、毎日入りたいと思う。ところが年を取ると、みんなお風呂が嫌いになる。入浴は疲れるので、気づかないうちに億劫《おっくう》になってしまうのである。

不眠に悩んでいる高齢者には、適度な運動と入浴、この二つを勧めたい。しかし、なかには寝過ぎで、不眠になっている人もいる。人間が眠れる時間は、七時間くらい、よほど疲れたときで八時間ほどである。それ以上寝ていると、不眠になる。睡眠の途中で目が覚めてしまって、その後眠れなくなってしまうのだ。どのくらい寝ているか、どういう生活をしているかを振り返ってみることが大切である。

痛み止めと同じように、ステロイドも不眠の原因になる。膠原《こうげん》病の維持療法でステロイドを内服したり、あるいは塗ったり吸入したりしても不眠になる。ステロイドホルモンは副腎皮質から分泌され、糖質コルチコイドとも呼ばれるように糖の代謝を促進する。体内では、早朝覚醒《かくせい》前に分泌されて、私たちの行動を起こすリズムのきっかけを作っている。そういう日内リズムがあるのだ。

またステロイドホルモンは、ストレスを受けたときに、それを緩衝させる働きもしている。消炎作用があるのだ。副腎の機能に障害が起こるとステロイドも分泌されないから、低血圧・低血糖・無気力状態になってしまう。たとえば結核菌に感染して副腎の機能が障害を受けると、脱力感に襲われ無気力になって活動をやめてしまう。これはアジソン病と呼ばれる病気である。ステロイドは私たちの活力の引き金になる大切なホルモンなのである。

ステロイドホルモンは微量でさまざまな調整を行なうので、そういう物質を外から投与すると、日内リズムが崩れる。ステロイドを長期間使うと、いろいろな副作用が出てくるのである。

ステロイドのほかに、抗不安剤もよくない。この薬は精神安定剤ともいうが、依存症になりやすい。不眠は不安ともつながっているので、医者に不眠について相談すると、抗不安剤を処方されることが多い。「抗不安剤でも出しておきましょうか」という感じであろうか。

抗不安剤や睡眠剤というのは、言葉の響きがとても柔らかいから、安心できるような気がしてくる。薬の名前も、デパス、セルシン、ホリゾンなど、独特のやさしい響きがある。ところが、これが軒並み依存症をつくるのである。それも常用量で。そしてやめられなくなってしまった薬が交感神経を緊張させ、不眠を増幅させるのだ。

だから、自分が何で不眠になったのかについてよく考えて対策を立て、薬に頼るのは、よくよくのことにしなくてはならない。短期間の服用なら、まだよいだろう。例えば不眠が三日も続いて、思考力もなくなってしまうような場合には、薬を飲んででも体を休めた方がよいと思うが、連続して飲むような使い方はなるべく避けるべきである。

リラックス過剰でもむくむ

心臓が悪かったり腎臓が悪かったりした場合にむくみが出る。いろいろな物質代謝と水分交換はすべて血流が行なっているから、心臓が悪ければ循環障害を起こす。水分を循環系に吸収することができなくなるのである。腎臓が悪くなって排泄がうまくできなくなると、浸透圧の関係でむくみが出るようになる。

しかし、心臓病や腎臓病に罹《かか》っていなくても、むくみが出ることがある。それはどうしてかというと、副交感神経の過剰反応なのである。私たちの体は、交感神経過剰の場合でも血流が障害されるが、リラックス過剰でも血流障害がくるのである。血管が開き過ぎて循環が悪くなり、むくむのだ。

一番有名なのは、バッファロー・ハンプ（野牛肩）という肩が盛り上がってくる病気である。これは運動不足や肥満によって起こるのだが、その状態が解消されれば、短期間で肩のこぶが取れる場合がある。副交感神経過剰で、体液を循環系に吸収できない状態になっているのだから、その体調を治す必要がある。交感神経緊張が持続していると、いつも疲れているような体調になるが、副交感神経過剰が病因になる場合には、ちょっと動いただけですぐに疲れてしまう。運動が嫌いで、食事をしたらすぐ横になってしまうような人がなりやすい。むくみは、それらの病気の前駆状態ともいえるだろう。

むくみで大切なのは、リラックス過剰でも破綻を来すという認識である。疲れやすい人は、健康ドリンクを飲んだり、あるいは病院に行って栄養剤やサプリメントをもらったりするが、それだけではなかなか治らない。そういう人たちは、食事の量をほどほどにして、散歩や体操をするのがいい。そうやって過剰な副交感神経優位の体調を治すしか方法はないのである。

不整脈が起こるしくみ

不整脈は、交感神経過剰で起こる。ストレスや働き過ぎによって引き起こされるのだ。しかし厄介なことに、むくみと同様、副交感神経過剰でも起こる。血管が開き過ぎて、循環障害が起き不整脈になるのである。

無理を重ねた結果、不整脈になって、ペースメーカーが必要になったり、あるいは心筋梗塞《こうそく》や狭心症を起こしたりすることが多いが、それとは逆に、ほとんど運動しないし、無理もしていないのに不整脈が出る人もいる。そういうケースは副交感神経過剰が原因のことが多いのである。心臓に血液を送る血管の冠動脈が開き過ぎて、心臓にむくみがくる。その結果として血流障害になる。

私たちの体では、心房の中にペースメーカーがあって、そこから自動的に電気パルスが出て脈の速さなどを決めている。交感神経が刺激されると脈は速くなるし、副交感神経優位になると脈はゆっくりになるが、どちらかに偏《かたよ》っても循環障害が起こる。循環障害によって心臓自体にむくみがきて、心房の細胞に虚血が起こり不整脈になる。

これが不整脈が起こるしくみである。

だから、目に見える症状としての不整脈を抑える薬を飲んでいても、なかなか治らないのだ。そして悪くすると、ペースメーカーを入れる手術が必要な事態にまで至ってしまうのである。自分の健康状態が交感神経過剰、あるいは副交感神経過剰のどちらかに偏っていないかどうか、生き方や生活を見直してみることが肝心なのである。

過敏性腸症候群は排泄《はいせつ》反射

私たちの体では、体内に毒物が侵入すると、それが物質的な毒であっても精神的なものであっても、排泄しようとする反射が同じように起こる。コレラ菌やサルモネラ菌が体に入ったら、下痢がはじまるだろう。しかし、精神的な毒、例えば、人間関係に問題があったり、ひどい言葉で傷つけられるというような精神的なストレスに対しても、排泄しようとする反射が起こるのである。

その反射が、上部消化管に起こると吐き気、下部消化管に起こると下痢になる。ストレスを受けると、まず交感神経緊張状態を引き起こすから、普通、一度は便秘がちになる。それに耐えられないと、今度は排泄しようとして下痢が起こるのだ。だから、過敏性腸症候群という病気は、便秘と下痢を交互に頻繁に繰り返す。

過敏性腸症候群に一番なりやすいのは、受験期の子どもたちである。受験のストレスというのは想像以上に過酷である。次に多いのが、新入社員の人たち。それまで経験したことのないストレスを抱え込んで、便秘と下痢を繰り返す事態を引き起こしてしまうのだ。

交互に症状が出た場合、便秘はお腹が重くなるし、下痢はお腹が痛くなる。便秘と

いやなものに対する反射

刺激		反射
寒さ	—	くしゃみ 鳥肌 利尿
苦味 （酸味）	—	吐き出す 唾液《だえき》分泌 消化管の蠕動《ぜんどう》運動 排便 利尿
辛味	—	火照《ほて》る
花粉	—	鼻水 くしゃみ 涙
ごみ	—	咳《せき》 喘《ぜん》鳴《めい》 涙
吐瀉《としゃ》物	—	吐き出す
精神的にいやなこと	—	嘔吐《おうと》感
漢方薬 （鍼灸）	—	利尿 消化管の蠕動運動 排便 下痢 血行改善（暖かい） 唾液分泌

反射はいずれも副交感神経反射

重苦しさ、下痢と痛みはいつもセットで現れる。こうしたとき、重苦しさと痛み、どちらの治療を優先するかというと、やはり痛みなのである。ここから間違いが始まる。

下痢を止めるということは、消化管の動きを止めることだから、副交感神経遮断《しゃだん》剤を使う。アトロピンという薬なのだが、痛みがとても強いときには、痛み止めも併用する。痛み止めの使用は交感神経刺激になるから、相乗効果で腸管の運動が止められてしまう。ところが、この二つの薬で徹底して痛みを止める治療は、やがてストレスのパターンになってくる。すると今度はそれ自体がストレスとなって、治すことがますます難しくなるのである。

だから、まず治療すべきなのは下痢ではなく、便秘の方なのだ。下痢は、いわばストレスから逃れようという治癒反射なのである。

どの病院でも、過敏性腸症候群に対しては副交感神経遮断剤と痛み止めを処方する。急性の場合は、週一回くらいの服用、あるいは頓服《とんぷく》薬ならそれほど影響はないと思うが、痛みが治まっても、医者は「内服薬をしばらく出しておきましょう」ということで、一、二週間分の薬を処方してしまうことが多い。そうすると今度は、その薬によるストレスが加わるので、ますます治らなくなってしまう。患者も過敏性腸症候群発症のメカニズムをきちんと把握しておかないと、病院に行っても間違った治療をされて、奈落《ならく》の底に落ちてしまう。間違った治療を続けていると、過敏性腸症候群が重症化し、潰瘍《かいよう》性大腸炎に移行することもあるので十分な注意が必要である。

こむら返りは体質ではない

足がつるのは、交感神経が緊張しているときである。本来私たちの体は、休息時には筋肉が弛緩《しかん》するようにできている。ところがストレスがある人は、休息しているときも交感神経優位で興奮状態となり筋緊張が起こるのである。長時間寒いところにいたために、足が冷えてしまったなど、はっきりした理由がある場合を除いて、こむら返りは原因不明だと思っている人が多いと思うが、これはストレスの副産物なのだ。頻繁に足がつるという人は、ストレスがないかどうか、自分の生活を振り返ってみる必要があるだろう。

つまり、こむら返りを起こしやすい体質があるのではなく、起こしやすい生活をしているかどうかが問題なのである。起きてしまった場合には、患部をもんだり足首を動かすなどして足の血流を増やすことが有効だ。

また、精神科で出される薬が軒並み興奮を残す傾向にあるので、こむら返りとつながる。薬の長期間にわたる服用は危険を伴うことを強調しておきたい。

第三章　対処法を誤ると重大な事態を招く病気

この章では、日ごろの生活を見直せば自分で治すことのできる生活習慣病ではなく、病院で治療を受ける必要のある病気を取り上げたい。どうして発病してしまうのか、その原因の解明と、現在、病院で行なわれている治療法が本当に正しいのかどうか、その問題点を指摘したい。

恐ろしいことに、現代の医療が、病気を作り出しているといった面があるのだ。

除菌しても胃潰瘍《いかいよう》は治らない。病気が他に移るだけ

胃の病気でよく耳にするのは、胃炎と胃潰瘍であろう。この二つは基本的には、症状が軽いか重いかの違いで、発症のしくみは同じである。どちらもストレスによって交感神経緊張状態が引き起こされ、その結果、顆粒球《かりゅうきゅう》増多によって粘膜破壊が起こる。顆粒球が胃全体に万遍なく薄く集まると、胃炎になる。ストレスが慢性的に続いたときは慢性胃炎に、急なストレスにさらされたときは急性胃炎になる。

顆粒球は、過剰に集まると一ヶ所に集められて外に放出される傾向があるので、潰

瘍になる。そのしくみは、怪我《けが》をして化膿《かのう》した場合と同じで、初めは広範囲であっても、だんだん膿《うみ》が一ヶ所に集められて、徐々に小さくなっていく。

ところが、研究者や臨床家たちは胃炎や胃潰瘍が顆粒球の炎症だということが解明できず、酸が悪い、あるいは原因はヘリコバクター・ピロリ菌だなどと、ピント外れな説明をして、袋小路に入りこんでしまっているのである。原因を間違えていれば、治療法も間違ってしまうから、治らないのは当然である。

昔は、胃潰瘍の原因はストレスだといわれていたが、現代医学では、ヘリコバクター・ピロリ菌によって発症するといわれている。

しかしその一方で、病院に行けば、制酸剤のH_2ブロッカーを処方される。ヘリコバクター・ピロリ菌が悪者扱いされているわりに、制酸剤をやめる気配もない。何かおかしい。私は、普通のことだったらまあいいか、ほうっておけと思うのだが、こういうことについては我慢できない。偉い先生たちが、大まじめで制酸剤を投与し、一方で、ピロリ菌を除菌しようとしている。

私たちの体は、食べ物が入ってくると蠕動《ぜんどう》運動が起こり、胃酸が出て酵素によって食物が消化される。胃酸がよく出ているということは、胃が健康である証拠なのだ。

ところが、胃潰瘍の胃酸原因説はなぜか百年も前からいわれていた。その理由を説明してみよう。

胃酸は分泌《ぶんぴつ》現象だから、副交感神経支配である。私たちの体は、ストレスから解放されようとするとき、副交感神経反射が起こる。炎症だったら、発熱や下痢、痛みなどだが、胃の場合は、蠕動運動と胃酸の分泌である。それが痛みを伴う。プロスタグランジンが分泌され蠕動運動が強く出て、空っぽの胃が激しく動くので内臓痛が出る。結果的には、胃酸が出たときに痛みが出るので、胃酸が悪者扱いされてしまうのだ。胃が痛むのは胃酸が過剰に出ているせいだと、勘違いしてしまうのである。

ヘリコバクター・ピロリ菌は、五十歳を過ぎれば、ほとんどの人が持っている常在菌である。特別な菌ではない。この菌はもともと胃酸に弱いので、ふだんは増殖できないのだ。

しかし不思議なことに、ヘリコバクター・ピロリ菌を除菌すると、確かに胃潰瘍は治る。今まで誰も気づかなかった、そのしくみについて説明しよう。つまり、制酸剤で胃酸を止めることによって、胃の環境が壊れる。ヘリコバクター・ピロリ菌は酸に弱い常在菌である。普通の状態では、菌数は上がらないのだが、制酸剤のH_2ブロッカーを飲むと胃酸が減ってしまい、ヘリコバクター・ピロリ菌が増えて暴れ出す。それでなくてもストレスで顆粒球が粘膜に集中しているわけだから、ますます刺激を受けて、胃潰瘍になる。悪条件が重なるわけである。

その状態でヘリコバクター・ピロリ菌を除菌すると、劇的に胃潰瘍が治るのである。これは、自分で原因をつくっておいて、それを治しているだけともいえるのだ。胃潰瘍は治っても、患者のストレスは残っているので、今度は食道や大腸に病気が移る。ヘリコバクター・ピロリ菌を除菌しなくては治らないような難治性の胃潰瘍は、少なくとも十年ぐらいは制酸剤を飲んでいるだろうから、胃の環境が壊れていて、ひどい状態なのである。

やはり胃潰瘍は、昔からいわれているように、ストレスで起こるものなのだ。しかし、昔はストレスを受けると顆粒球が増えるという認識がなかったから、この白血球の自律神経支配の概念が解明されるまでは、胃潰瘍の原因をはっきりさせるのは無理だったのである。

このことについては、すでにアメリカの雑誌「Digestive Diseases and Sciences」にも発表したのだが、常識となっているような大きな流れが世の中にある場合、それを覆《くつがえ》す論文を発表したとしても、たいてい無視される。大きな流れが本当に変わるには、五十年くらいかかるものだと思う。定説が覆るのは、往々にして、発見者や提唱者が死んでからなのではないだろうか。これだけ流布《るふ》している胃酸説や、ヘリコバクター・ピロリ菌説が見直されて、胃潰瘍のストレス顆粒球説が認められるには、五年や十年では無理のような気がしている。

脂肪肝は美食の結果ではない

脂肪肝といえば、誰でもご馳走《ちそう》の食べ過ぎ、脂肪の摂《と》り過ぎだと思っている。しかしこれも違うのである。

白人の場合には、極端に肥満した人が多いから、確かに脂肪肝の原因が高脂肪食によることも多いと思う。ある程度の人は食事制限で治るだろう。日本人にはそんなに極端な肥満はいない。にもかかわらず、高脂肪・高カロリーのご馳走を食べていない人まで、脂肪の摂り過ぎだからといって食事を制限されている。しかし、食事制限で脂肪肝が治ったという話は聞いたことがない。日本の医学界では、外国で発表されたデータや論文を鵜呑《うの》みにして、体質や食事などの生活習慣が異なる日本人にもそのまま当てはめてしまうことが多い。私はそんなことではもうだめだと思う。

脂肪肝は食事によるものではなく、ストレスによって起こるのである。交感神経緊張状態になると、顆粒球による肝細胞の破壊が必ず引き起こされている。すると、肝細胞を再生させるためのエネルギーを補給しようとして脂肪肝になる。これはいわば保護反応なのである。

この単純な概念を理解すれば、脂肪肝はすぐに治すことができる。具体的に言えば、やはり頑張り過ぎがよくない。そして、痛み止めの飲み過ぎも悪い。過剰な交感神経緊張状態が脂肪肝を引き起こすのである。

今や常識となっている肥満原因説も自律神経で説明することができる。太り過ぎて息が切れれば、それはストレスになる。だから脂肪肝になるのだ。昔から、飢餓状態の人が脂肪肝になるという話は学者の間でも知られていた。しかし、みんな物事を別々に考えてしまうのだ。

私は、生まれたばかりの赤ちゃんが、初めて肺呼吸をしてオギャーと叫んでも脂肪肝になる、という事実に気づいてから、ストレスが脂肪肝を生むことに確信を持ったのである。つまり、交感神経の緊張が強くなると、脂肪肝が増えるということである。赤ちゃんは胎内から出て初めて酸素を吸う。そのため交感神経緊張状態となり、副交感神経支配の消化管の動きが停止してしまう。そして、体にエネルギーを供給しようとして肝臓に脂肪を貯《た》めこむのである。

また胎児期には肝臓で造血しているが、肺呼吸することによって肝臓の造血組織が一気に破壊されて、骨髄での造血を開始する。胎児期に作られた赤血球は全部壊されてしまうので、新生児黄疸《おうだん》になるのである。出生後の一〜三日目の新生児の体のなかでは、たいへんなことが起こっているのだ。

このようにして脂肪肝になるしくみが分れば、治療法は現在のものとは当然違ってくる。やせ細った人が頑張り過ぎで脂肪肝になっているのに、食事を制限したら、もっとひもじい思いをしてさらに脂肪肝が亢進《こうしん》してしまうだろう。

ところで、なぜ飢餓やストレスで脂肪肝になるのかといえば、実はこれは先祖返りなのだ。私たちの体は、非常な負担がかかると、先祖返りをするのである。私たちは進化の過程で、変温動物から恒温動物になった。体温を常に三十七度くらいに保つために、脂肪を肝臓から皮下に移したのである。

変温動物は、脂肪を全部肝臓に貯《た》めている。例えばイカなどの肝臓は、お腹《なか》いっぱいにある。私はイカについても研究してみたのだ。大きいイカだと切るのが大変なので、ホタルイカという小さなイカを使った。これならば標本がつくりやすい。新しい発見は日常の観察から生まれることも多いのである。

イカの肝細胞の細胞質は九五パーセント以上が脂肪で、核は周辺に追いやられている。またアンコウは冬がおいしい。寒さに耐えるために脂肪を貯めこんでいるからなのだが、基本的に変温動物は脂肪肝なのである。

恒温動物になって、体温を保つために主なる脂肪を皮下に移したが、ストレスが加わると交感神経緊張状態になって顆粒球が過剰になり、肝細胞が破壊されて肝臓障害が起こる。それを修復するためにエネルギーを補給しようとする。保護反応として脂肪肝になるのである。つまりこの反応は、合目的的なものなのである。

そのとき皮下の脂肪がアドレナリンの分泌によって血中に放出された場合には、高脂血症になる。血中に放出された脂肪を破壊された肝臓が取り込んで細胞を修復しようとするのである。つまり、高脂血症も頑張り過ぎによって起きるのである。

また脂肪は活性酸素をよく吸着する。新鮮な脂肪は不飽和脂肪酸といわれるように、たくさんの酸素を吸着する能力を持っている。そのため、タンパク質や糖よりも燃焼カロリーが高い。ふつうタンパク質や糖は一グラム四キロカロリーであるのに、脂肪は九キロカロリーも保持する。つまり活性酸素を取り除く力が強いということになる。色白で小太りの人のほうが長生きするということには、このような理由も隠されていたのである。脂肪が少なすぎる人はストレスに弱い。脂肪もある程度は必要なのだ。

糖尿病は食餌《しょくじ》療法では治らない

現代医学では、糖尿病はどうして起こるのかというときに、血糖値を抑えるインシ

ストレスで血糖値が上昇

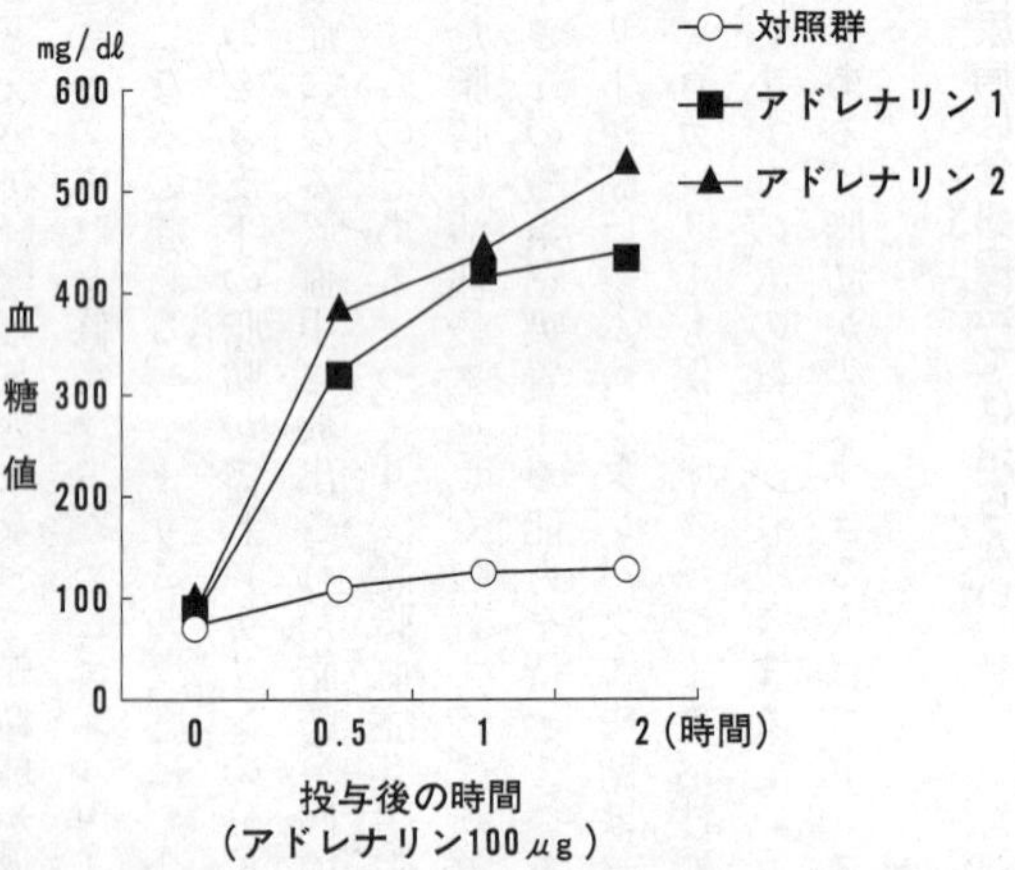

ユリンの分泌低下に注目することが多い。ところが、血糖値を上げる交感神経の過剰反応には誰も見向きもしない。アドレナリンやノルアドレナリンの交感神経刺激物質は、血糖値上昇作用が非常に強いのである。ネズミに、アドレナリンを致死量の半分ぐらい投与する。すると、ふつうは人と同じ一〇〇くらいのネズミの血糖値が、五〇〇にまで上がる。つまり、頑張り過ぎ、ストレスが高血糖を生むのである。

どうしてそうなるのかというと、慢性的な高血糖の場合は、ストレスによって交感神経緊張状態となって血糖値が上がっているうえに、発汗以外の分泌現象を支配している副交感神経が抑

ストレスが糖尿病を引き起こすしくみ

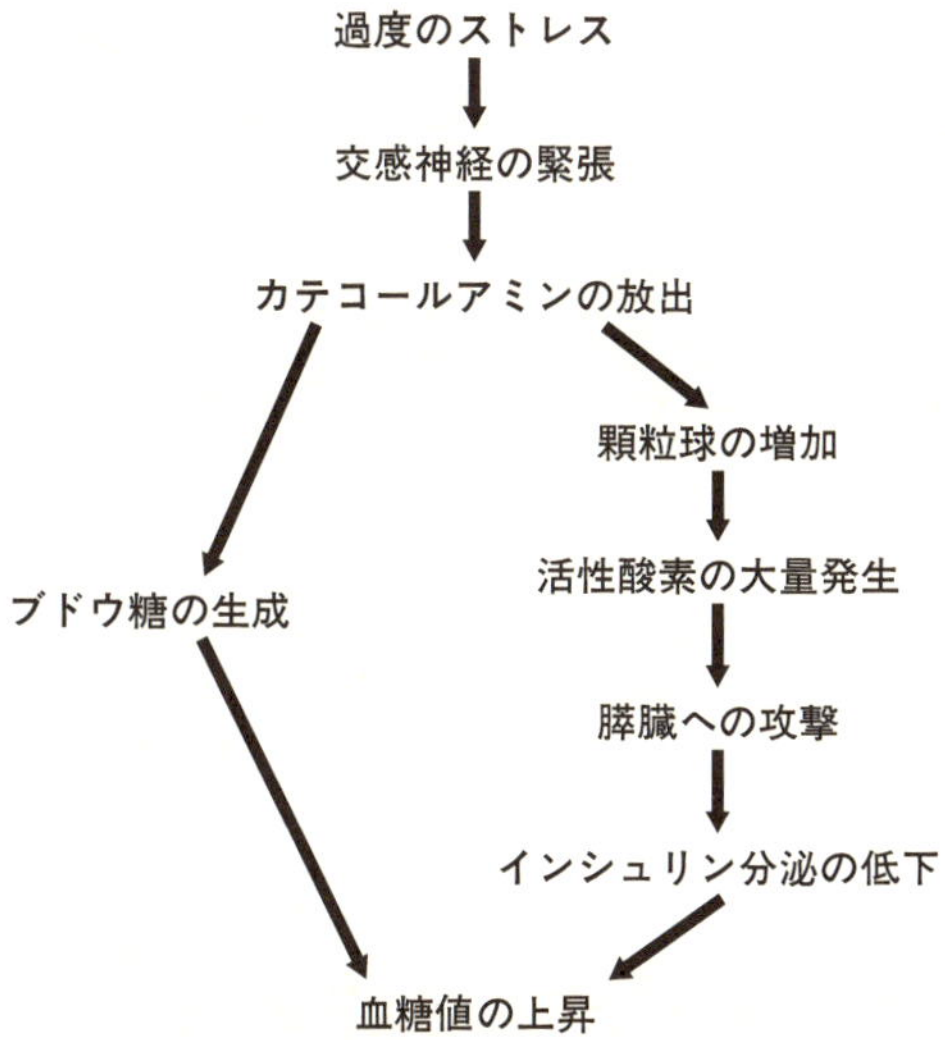

えられてインシュリンの分泌が低下してしまう。血糖値が上がる要素がさらに重なるからである。

糖尿病になる人には、頑張り屋さんが多い。そしてそういう人はたいてい体力に自信があるから、つい暴飲暴食をしてしまう。いわゆる自信家が多い。やせすぎと思われるくらいの人でも、糖尿病になっている人は大勢いると思う。

つまり、これまでは交感神経緊張状態で糖尿病が起こるという概念が、欠如していたのである。血糖値を抑える方法ばかりでなく、上昇作用を持つ物質にも注目する必要があるのだ。

　ここまで説明すれば、もうお解りであろう。糖尿病の治療は食事制限によるのではなく、頑張り過ぎの生活パターンを見直すことから始めなければならない。これまでにも、運動療法に効果があることはいわれているが、働き過ぎをやめなさいというアドバイスは、聞いたことがないのではなかろうか。

　治療法のなかで、生活改善をしたり食物繊維を豊富に摂る食餌《しょくじ》療法によって、三〇〇も四〇〇もあった血糖値が短期間で一〇〇や二〇〇にまで下がったというケースがあるが、それは生活パターンが改善されたことによって副交感神経優位の状態になり、アドレナリンやノルアドレナリンの分泌が低下したからであって、インシュリンばかりの問題ではないのである。

　現在行なわれている糖尿病の治療法では、食事制限の指導とともに、経口糖尿病薬が投与されることが多い。これはインシュリンの分泌を刺激する飲み薬なのだが、服用しても一ヶ月しか効かない。一ヶ月間は確かにインシュリンが分泌されて、血糖値が下がる。しかしそれも一ヶ月の間だけなのだ。頑張り過ぎの生活を改めずに食事を制限し、薬でインシュリン分泌を刺激する。無理が重なって、体はますます疲弊してしまうのである。だから一ヶ月もすると、血糖値がまた上がってくる。すると、何種類かある経口糖尿病薬の中から服用する薬を増やして処方することになる。しばらくは効くが、やがてこれもまた破綻《はたん》する。結局、薬で無理に分泌させる治療法は、いずれは破綻を来《きた》すのである。

私は、無理やりインシュリンを分泌させる経口糖尿病薬の使用には疑問を持っている。その上おかしなことに、医者は効かなくなっても薬を飲ませ続ける。薬が効かなくなったから処方するのをやめた、という話はあまり聞いたことがない。そんなふうに、いつまでも薬による刺激に頼っていたのでは、自力で分泌する力は回復できないのである。

糖尿病の薬は、一度飲みはじめたらやめることはできないといわれるが、効かなくなっているのに、薬を飲み続けるというのは、どう考えてもおかしいだろう。患者も医者にまかせきりにしないで、そういう素朴な疑問を持たなくてはいけないと思う。

つまりは、自分自身のことなのだから。

膵臓《すいぞう》の細胞は消化酵素を作るのが主な仕事で、インシュリンを分泌するのはほんの一部のβ《ベータ》細胞なのであるが、薬をやめれば、強制的に働かされていたβ細胞も休息できるので、自力で分泌するゆとりも出てくるのである。実際、薬をやめたことによって、血糖値が下がった患者が大勢いる。

病状がさらに進んでしまい、経口薬ではなく、インシュリン注射を打つという治療段階になると、患者のなかにも、医師の指示に素直に従わない人が出てくる。福田稔先生や川田信昭先生のもとを訪ねる人もいるのだが、先生方の指導で生活を見直し、血行をよくするために、入浴や体操を心がけ、あるいは鍼《はり》治療を受けたりして自分自身の体を改善すると、血糖値は必ず下がってくる。やはり、交感神経緊張状態を解くことを考えなければ、糖尿病は治らないのである。

脂肪肝と同じように糖尿病も、アメリカの文献を読んで、治療方針を決めているのではないだろうか。糖尿病も、肥満を原因の第一と考えて、まず食事制限を選択するけれども、アメリカ人と日本人の体質や生活習慣の違いをもっと考慮すべきなのである。

自ら経験した高血圧

糖尿病治療薬と同じように、高血圧の薬も一生飲みつづけなさいといわれる。私も学校でそのように習ったし、先輩もそういう方針で処方していたから、自分で患者を診察していたときには、そのことに疑問を持っていなかった。「本態性高血圧」という病名で原因も不明だから、そんなものなのだろうとも思っていた。しかし、違うのである。高血圧は、これこそ交感神経緊張で起こる。

高血圧は、糖尿病とともに、以前は「成人病」といわれていたが、現在では「生活習慣病」といわれるようになった。生活習慣病とは、いいネーミングである。この病名なら、絶えず頑張り過ぎたり、ストレスフルな生活はよくないのだということを表現できる。医師の指導のもとに、それまでの生活習慣を改善して、薬を飲まずに病気を治すことができれば、それが一番良いのだが、呼び方が変わったわりには、どうも世の中の様子が変なのだ。一向に変化が見られない。

食事や、喫煙、運動などには言及するのだが、働き過ぎや心の悩みについての話は、全然出てこない。最後におまけのような形でいわれることはあるが、一番大切な交感神経緊張状態をつくるのは何かという基本は語られない。相変わらず、「本態性」などというあいまいな病名を付けたまま、患者に薬を飲ませつづけている。

深刻な悩みがあったり恐怖を覚えたりすると、血圧は一気に上がる。私自身の体験を話そう。

一九九九年に私の研究室の隣にある助手部屋で火事が発生して、私の部屋だけではなく、他の部屋まで全焼、天井に火が走って八時間も消えず、放水のために下の階も全部ずぶ濡《ぬ》れになってしまった。

それから半年間、私の血圧は、上が一七〇～一八〇、下が一二〇～一一〇、これがずっと続いたのである。人間のストレスとは、これほど物凄《ものすご》いものなのだ。その後、時の経過とともにだんだんとつらさは薄れていって、血圧も下がり、一年後には、上が一四〇～一五〇、下が九〇ぐらいで落ち着いた。最近ではさらに血圧が下がり正常化している。

つらい半年間ではあったが、自ら高血圧を経験したおかげで、とても勉強になった。高血圧が、どれだけの病気をつくるかについて身をもって体験したのだ。まず、そのときから耳鳴りが始まった。そして、目の前にずっと蚊が飛んでいた。いわゆる飛蚊《ひぶん》症《しょう》である。加えて肩こり、それも半端な肩こりではない。首が回せなくなってしまった。もっと恐ろしいのは、尿が一度で出しきれない。残尿感があって、残った分が歩いているうちに出てしまい、下着を濡《ぬ》らす。これはすごいものだなと思った。そして悲しかった。あとは不眠である。夜はほとんど眠れなくなってしまった。寝汗もかいた。

しかし、時間とともにつらさは絶対に消えると確信していたから、症状を一つ一つかみしめて薬は飲まなかった。そのために高血圧の恐ろしさを実感したし、とにかく勉強になった。

私が体験した症状について解説すれば、飛蚊症になるのは、目の血流障害が原因であるし、尿が出しきれないのは、交感神経緊張状態で、副交感神経支配の分泌現象が抑制され、尿を全部出せるほどの副交感神経反射が起こらなかったからなのである。ちょうど五十歳になったときに火事を起こしてしまったから、「安保徹の人生もこんなものかな」とも思ったが、この体験があったからこそ、ここまでの解析ができたのだ。他人を診ることと自分の体験の両方があったから、研究がさらに深められたのだと思う。

気がつきにくい狭心症

狭心症は気がつきにくいやっかいな病気である。独特の症状が現れなかったりするので、気づくのが遅れ、最悪のケースを迎えてしまうということも多い。発作の前兆として背中が痛かったり、胸が苦しかったりしても、心臓に疾患があるとまでは考えが及ばずに、発作に至ってしまうこともある。

私の身近にも、狭心症から心筋梗塞《こうそく》に至り、亡《な》くなってしまった同僚や知り合いがいる。狭心症になるのは、圧倒的に男性が多いが、やはり頑張り過ぎの人に多い。胸が重く感じられたときなどは、生活を振り返ってみることが必要だ。狭心症の人は血圧が高いことが多く、薬を処方してもらっている人も多い。しかし、診察時に、医者から生活指導がほとんどなされていないのが現実である。そういう人は薬を飲みながら、以前と同じように毎日深夜まで仕事をしていたりする。だから、破綻を来すのである。これは当然の成り行きともいえるのだ。

ところで、狭心症の発作に、なぜニトログリセリンが効くのか説明しよう。ニトログリセリンはダイナマイトの原料にもなる恐ろしいものなのに、狭心症の発作に効くのは、これが水に溶けて酸素を奪うからなのである。ニトログリセリンが水に溶けると、NOが発生する。NOというのは、窒素酸化物である。一酸化窒素NOは体内の酸素を奪い、二酸化窒素NO_2になって安定化する。さらに反応が進んでNO_3（硝酸塩）にまでなる。

この酸素を奪うという反応が体をリラックスさせ、発作を抑えることにつながる。私たちは興奮すると酸素を取り入れてしまうけれども、このように化学的に酸素を奪われても、副交感神経優位のリラックス状態になって、血管が開くのである。同じような効果で体をリラックスさせるものに炭酸ガスがある。これも水に溶けると炭酸イオンになり酸素を奪うから、副交感神経優位になって、体をリラックスさせる。だから、ビールを飲むととてもリラックスできる。胸の苦しさが一瞬にして止まるニトログリセリンと炭酸ガスは、ともに酸素を奪うという意味で、同じ仲間なのである。

ビールの場合は、炭酸ガスに加えてホップの苦味がある。私たちの体は苦いものを排泄《はいせつ》しようとするが、この反射も副交感神経が支配している。炭酸ガスとホップの苦味で、リラックス状態になれるのだ。だから、頑張り屋さんたちは、仕事が終わるとまっすぐうちに帰らずに、まずビールを飲みに居酒屋に向かうのだ。あれは、体が必要としてやっていることなのである。

これらは、「リラックス反射」という法則である。炭酸ガスは、ビールのほかにも、コーラやサイダーにも入っているし、シャンパンにも入っている。炭酸ガスが好きな人は多い。それは私たちの体にリラックス反射を起こすからなのだ。

また、アルコールを飲むと副交感神経反射を起こして、初めのうちの二〜三時間はリラックス反射が起こる。そして、アルコールと苦味が老廃物の排泄反射を引き起こす。これが、お酒が百薬の長といわれるゆえんである。ただし飲み過ぎると、今度は本来の交感神経緊張症状が出てくるので、くれぐれもお酒は適量を心がけたい。

心筋梗塞になりやすいのは

心筋梗塞を起こしやすい人は、やはり働き者だと思う。まさに頑張り屋さんの病気という感じだが、圧倒的に男性に多い。バイパス手術をしている人も非常に多い。私の共同研究者でもある福田稔先生も、発作を起こしてバイパス手術を受けた。発作を起こす前の福田先生は患者を治すことが面白くて、一番すごいときには一日に七十人も診察していた。それも鍼《はり》治療なので、ほとんど殺人的な忙しさだったのである。また、私の二人の姉の夫も、バイパス手術を受けているし、妻の兄もやはり手術をしている。仕事がうまくいっているときには、少しぐらい体の不調があっても、体のことなど考えずについつい張り切ってしまうのだろう。

さて、心筋梗塞を経験すると、治ってからも恐怖心が強く残る。文字通り死ぬかと思うほどの胸痛や呼吸困難が起こるので、病後すぐは、みんな用心してほとんど無理をしない。ところが、時間が経《た》つとともにだんだんと恐ろしさを忘れて、また無理をしてしまう。その結果、もう一度発作を起こしてしまうと、致命的な事態に至る場合も多い。怖い病気である。

しかし、ある程度の発作を起こしても、人間の体はうまくできていて、組織が収縮しても、周りの正常な組織が肥大して置きかわるので、少しずつは回復する。私たちの体では、破壊された組織にマクロファージが集まってきて、その残骸《ざんがい》を食べ線維化していく。たとえば、ケガをすると傷跡が残るが、時間の経過とともにだんだん吸収されて傷跡はやがて消えていく。これが心筋梗塞の壊死《えし》組織でも起こるのだ。しかし、やはり無理は禁物である。

現在、心筋梗塞には、血圧を下げる薬や血栓を防ぐ薬などが処方されているが、それが本当に効果があるかどうかはわからない。なぜかというと、血圧というのはそれぞれの体が必要とするレベルで調節されているので、無理に下げると危険なことも多いのである。同様に、血液の固まりやすさも、その人の体調に合わせて決まっているので、それを無理やり溶ける方向に向かわせ、凝固の力を落とすという方法がよいかどうかは疑問なのだ。多分それはやらない方がいいと私は思っている。

やはり一番に行なうべきなのは、今までの生活パターンを振り返り、頑張り過ぎで心臓に負担がかかっているのを避けることである。そしてもう一つ大切なのが、高血圧にならないことである。血圧の高さと血液の固まりやすさは、正比例する。血液を凝固させるのは、血小板の働きである。血小板も顆粒球と同じように、交感神経支配下にあるから、頑張り屋さんは血小板の数が多い。ゆったりしている人は血液一立方ミリリットル中に十万個くらいなのに、頑張り屋さんは二十万個もあることがある。

血小板が多ければ多いほど、血は凝固しやすくなる。

頑張り屋さんは、血管が細くなる、血流が途絶えるという状態にプラスして、血液が凝固しやすい体調になっているのである。だから、薬によって血小板の数を減らして凝固機能を下げるよりも、それまでの頑張り過ぎの生活を改善して、自然に数値が下がるのを待つべきなのである。薬に頼り過ぎず、自分自身の力で病気は治すべきものだと思う。

脳卒中（くも膜下出血）の原因は血管の先祖返り

脳卒中には、脳出血と、脳の血管の一部が閉塞《へいそく》してその支配域の脳が壊死《えし》・軟化する脳梗塞と、頭蓋腔《ずがいこう》内でくも膜下に出血する、くも膜下出血がある。この三つのなかで、脳出血と、くも膜下出血は頑張り屋さんの病気であり、脳梗塞は老化による病気といえるだろう。特にくも膜下出血は、働きすぎが原因なので、若い人にも起こる。数時間しか睡眠をとらず、働きまくるような毎日が続いたときなどに起こりやすい。脳への負担が短期間でも、起こってしまうことがある。

ところで、くも膜下出血の原因となる動脈瘤《りゅう》は、どうして脳の血管にできるのだろうか。今までは先天性のものだと考えられていて、脳ドックなどの検査で見つかった場合、そこをクリップして予防するというような手当てが施されていた。クリップとは、動脈瘤が出来て膨らんだために、薄くなり脆弱《ぜいじゃく》になった血管の根本をクリップで留め、弱い部分に血液が行かないようにする処置である。クリップされた部分はどうなるかというと、瘢痕《はんこん》化する。意外に思われるかもしれないが、瘢痕化した所は丈夫なのである。切り傷などで、治った痕《あと》のところがほかよりも丈夫になるのと同様である。しかし、発症する前にクリップで予防するのは問題である。ある大学で行なわれたサルの実験で、動脈瘤が後天的にストレスでできることが報告されたのである。

動脈瘤の発生原因について、これまでだれも指摘していないことがある。私たちの体の血液と血管をつくる血管内皮細胞は、オリジンが同じである。血管内皮細胞は異物を貪食《どんしょく》する力もあって、血球細胞ととてもよく似ている。血管は心臓よりも後に進化した。心臓はあっても血管がないという時代が、生物の進化のレベルにはあって、その時代には心臓で勢いよく絞り出した血球細胞は、ただお腹の中で揺すられて循環していた。その後、血球細胞をもっと効率よく全身に回すために、血管が作られたのである。血球が自ら管《くだ》となったのである。

このような過程を経て進化したために、血管内皮細胞は血球細胞と同じように貪食能を持っている。また、ストレスが加わると先祖返りして、管であることをやめてしまうのである。脂肪肝の項でも、先祖返りのしくみについて述べたが、胃も腸から進化したから、ストレスがかかると腸に戻ろうとする。これは、腸上皮化生というのだが、私たちの進化した細胞にはこのように、ストレスがかかると先祖返りするという法則があるのである。

ストレスによって血管であることをやめた血管内皮細胞はしだいに膨らんでいき、遂《つい》には破裂してしまう。つまり、動脈瘤もストレスによる病気といえるのである。くも膜下出血は、後天的に出来た動脈瘤が破裂する病気であるから、頑張り過ぎをやめるしか予防法はない。クリップなどの方法で予防するのではなく、その人の無理な生き方を修正することが予防につながるのである。

脳出血も、激しいストレスが原因となって、血管が管であることをやめて膨らんでいき、ついには破裂することによって起こる。脳出血についても、これまでは、脳の血管が高血圧のために破裂すると考えられていた。しかし、それほど血圧が高くない人や、日頃から血圧をコントロールしている人でも脳出血を起こしていることから、やはりストレスによって血管内皮細胞が管であることをやめ、血管が脆弱《ぜいじゃく》になって出血すると考えるべきなのである。考え方を根本的に変えてみなければ、謎《なぞ》は解けないと思う。

脳梗塞の場合は、これはもう圧倒的に老化で起こる。加齢によってジワジワと動脈硬化が進行し、痴呆《ちほう》がはじまったり、麻痺《まひ》が出てきたりして気がつく。脳のあちこちの血管が詰まるから、その支配下の組織が死んでしまって、脳全体の機能が落ちる。老化によるものなので、男性にも女性にも起こる。脳梗塞の予防には、血行を良くして動脈硬化が進まないようにすることである。

脳卒中は、心筋梗塞と同じように、ストレスが原因となるので、交感神経緊張をいかになくすかが課題となる。また、脳卒中は予後のケアも大切である。

脳の細胞は最終的に出血したり梗塞を起こしたりすると、必ず組織の浮腫《ふしゅ》がくる。組織が壊れると、循環が阻害されて組織がむくみ、炎症を起こすので、初めの圧迫より広い範囲に障害が出るのである。

逆にいえば、リハビリで機能がどんどん回復していくのは、障害組織に加わっていた浮腫が取れていくからなのだ。リハビリをうまく行なえば、短い期間で急激にみんな治っていく。半身不随だった人が体を動かせるようになったり、ほとんどしゃべれなかった人が、しだいに話せるようになるのは、圧迫していた浮腫が消えるからなのだ。

また神経細胞には代償作用がある。神経細胞は樹状突起を出してネットワークを作っており、必要な機能が損なわれると別のネットワークでカバーするようになってい る。そこで、障害を起こした周辺の神経を積極的に使うことによって、ある程度の機能の回復が図れる。リハビリが大切なのはそのためなのである。リハビリは早ければ早いほどいいというのも、周辺組織の修復が早く起これば、機能の回復も早くなるということにつながっている。発病後一年も二年も経ってからいろいろと努力しても、すでに固定化してしまっているので、はかばかしい回復は期待できないのである。三、四年経過後でも、多少の回復が起こっている人もいるので、あきらめてしまってはいけないが。

脳の回復にとって一番大切なのは、脳に血液を送ることである。血流が多ければ多いほど、組織修復が早く起こる。だから、脳に血液を送る治療はできるだけ早く行なうべきである。血流は自律神経支配の無意識の世界のことである。

では、血流をよくするために具体的にどうすればよいのかというと、脳に血管がつながっている首を回す。あるいは顔の筋肉などをできるだけ動かして、その巻き添え反応によって、頭蓋骨に囲まれていて直接動かすことのできない脳への血流を増やすのである。

血管を広げたり狭めたりするのは自律神経反応によるので、自分の意志で制御することはできない。そこでなにかの動作を行なって、それにつられて起こる反応によって血流を増やすのである。脳を直接運動させることは無理だから、首や顔を動かすのである。

また鍼灸《しんきゅう》によって、百会《ひゃくえ》など頭の経穴《ツボ》を刺激するのも有効であろうし、口を動かすことも脳の血流増加に効果がある。カラオケ健康法などがいわれるのはそのためである。

脳の障害が同程度の場合でも、後遺症には個人差が出る。患者本人はとてもつらいだろうが、リハビリをきちんと行なうことが大切なのである。重ねていうが、脳卒中の回復には、脳の血流をよくすることがポイントである。

アルツハイマー病、パーキンソン病の原因はなにか

アルツハイマー病は、酸化物質（β《ベータ》アミロイド）が脳に沈着して起こる変性病である。脳の組織が変性してしまうのだ。酸化物が脳に停滞する原因としては、遺伝子異常によるという説や、アルミニウムなどの金属の摂《と》り過ぎによるという説もある。私たちの体はとても酸化しやすく、体内に入った金属は長い時間が経過するうちに酸化し、排泄《はいせつ》が困難な場合はそれが老化を促進させる。それで、アルミニウム製の鍋《なべ》やヤ

カンは使わないほうがいいなどともいわれるのだろう。

予防、あるいは進行を遅らせるポイントは、いかに変性を起こさせないか、または変性が起こった場合でも、いかに組織を修復させるかにかかっている。そのためには、脳の血流を増やせばいい。つまり、首の運動や入浴が効果的である。アルツハイマー病になる人たちには、首が硬直している人が多く、運動が嫌いな人も多い。

パーキンソン病も脳の変性病である。パーキンソン病では、体の震えや硬直、言葉が不明瞭《ふめいりよう》になるなどの症状が出る。これらは、脳内の神経細胞がつくる神経間の伝達物質、特にドーパミンの分泌《ぶんぴつ》の衰えが原因であるといわれている。

パーキンソン病の患者を観察してみると、やはり頑張り屋さんが多い。さらに、長期間痛み止めを使用している人も多い。これらによるストレスで、交感神経緊張状態となり、脳の血流が途絶えて脳細胞の変性が起こるのであろう。特に変性の起こりやすい細胞が、異質のドーパミン産生細胞といわれているものである。ドーパミンは、脳を刺激して、楽しいという感情や、やる気を起こさせたりする。脳の働きにとって大切な物質である。これが不足すると目立つのは、筋肉の緊張や弛緩の調節がうまく出来なくなって、歩きにくくなったり話しづらくなったりするからである。現在の治療では、そのドーパミンを外から補充しようということで、L-ドーパという薬が使われている。

ところが、このL-ドーパは使いはじめの二、三ヶ月はなんとか効くのだが、それ以上経つと急に患者の具合が悪くなったり、症状の進行が早くなる。その原因はやはり、ドーパミン自体が交感神経緊張物質だからなのである。交感神経を緊張させる生理物質というのは、アドレナリンとノルアドレナリンとドーパミンなのだが、このL-ドーパという薬は、体に入ってドーパミンに変わる。

私は、L-ドーパの治療はしてはいけないと二〇〇二年から本や論文に書いているが、二〇〇二年九月六日付の「科学新聞」に興味深い記事が掲載されていた。ハーバード大学のランズバリー博士のチームが、試験管内の実験で、ドーパミン自身がパーキンソン病を引き起こす神経変性疾患を促進しているらしいことを突き止めたのである。パーキンソン病はドーパミンの能力がなくなることで起こるのに、ドーパミン自身が悪さをしていたというのである。ドーパミン自身が脳の血流を抑制しているのだと思うが、今後の研究の進展に注目したい。パーキンソン病を予防し、その進行を抑えるためには、やはり脳の血流を増やすことが大切だろう。

ますます増加するアレルギー疾患

アレルギー疾患は現在とても増えていて、子どもの場合は、アトピー性皮膚炎、気管支ぜんそく、大人の場合には、花粉症、通年性鼻アレルギーが代表的なものであろう。

アレルギーを起こすリンパ球の働きは副交感神経支配だが、アレルギー疾患は豊かな国の人たちに多い。ひもじい思いをしているとリンパ球はなかなか増えないから、アレルギー疾患は少ない。飢餓などのストレスは、交感神経支配で顆粒球《かりゅうきゅう》を増やすので、むしろ感染症が多くなる。アレルギーは先進国の病気といえるのだ。

実際、日本では、二十年前には、十二万人だった重症のアトピー性皮膚炎の患者数が、現在では五十万人を突破しているという。そして、アレルギー疾患の発症がどんどん低年齢化している。これまでは小学校の低学年での発症が多かったが、今では幼稚園児から、あるいは乳幼児から発症することも多い。

大人のアレルギーも増えている。子どものときにアレルギーが起こって、その後一時は治っていたものが、四十代、五十代になって再発するというようなケースが多い。

それは、豊かな生活のせいもあるが、消費するエネルギーに比べて食事の量が多いこと、運動不足、そしてストレスも原因になる。子どもの場合で一番多いのは、過保護である。

もう一つ、アレルギーで重要なのは、体質のほかに、大気汚染と土壌汚染などの環境問題である。それはどういうことかといえば、そもそもアレルギーとは、いろいろな抗原や毒を体の外に出そうとする反応だからである。例えば、水道水の塩素が強過ぎたり、ダイオキシンが入っていたりすれば、そういう異物を排泄しようという体の反射が必ず起こる。水ばかりではない。農薬の問題もある。今の農業では虫がつかない野菜を作るために、農薬がかなり使われている。

また、大気中にはいろいろな浮遊状微粒子があるから、それらが体内に入った場合、体の外に排泄しようという反応が出る。その症状は、下痢であったり発疹《ほっしん》だったり、あるいは、くしゃみや鼻水であったりする。すべて副交感神経の反射である。アレルギーの体質ができあがっているうえに、アレルギー性疾患発症の引き金となる汚染物質が追い討ちをかけているのである。

アレルギーは副交感神経反射が強く起こったときの症状で、赤く腫《は》れ上がって痛みや痒《かゆ》みを伴うが、これは血管が開き血流が豊富になったことが原因である。実際に痛みや痒みを起こすのには、ヒスタミンやセロトニン、そしてロイコトリエンといった物質が関わっているが、それを抑えるために抗ヒスタミン剤や抗ロイコトリエン剤が使われ、根本的な治療にはならないが、辛《つら》さを軽減させることはできる。アレルギー反応は異物を外に出す反射なのだから、現在出ている症状を単に止めようとするだけでは、治療として有効でないことは誰にでもすぐに分かるだろう。アレルギー疾患の治療には、抗ヒスタミン剤が一番よく使われるが、それで治ったという例はあまり聞かない。あとはステロイド剤の外用や吸入などを行なうが、これで治ったという話も聞かない。むしろ徐々に悪化していく。

体が外に出したいものはとにかく出させるという、そういう考え方が大切である。炎症は、いずれは治まる。患者はつらいだろうが、ある程度は我慢することも必要だ。しばらくして炎症が治まってきたら、今度は炎症が起こらないようにする方策を考える。それは先ほど述べたように、リンパ球が過剰な体質を変えることと、過敏になった体質に押しかける刺激物を除くことである。この二つの原因の除去を考えればよいのだ。

まず刺激物から考えれば、抗原となる農薬などの異物を体内に取り入れないこと。ダニの死骸《しがい》やほこりなども抗原になるので、家をこまめに掃除する。加えて精神的なストレスも引き金になるから、生活を振り返って、ストレスを取り除く。

そして、最も大切なのは、リンパ球過剰で過敏な体質の改善である。体を鍛える、精神を鍛える、その両方が必要である。

ストレスがなぜいけないのかというと、ストレスを受けて交感神経緊張状態になると、常に副交感神経緊張になっている状態からの振幅が大きいために、症状がとても強く出る。それで、より不快に感じるのである。だから交感神経を緊張させないようにするのと同時に、副交感神経緊張に傾きすぎた体質を改める。両方の振幅を狭めて、症状がほとんど気にならないところまで持っていくのが、ベストな治療である。アレルギーは対症療法だけでは、なかなか治らない複雑な病気なのだ。

子どもたちに対しては、外で遊ばせたり、甘いものばかり食べるのをやめさせるなど、細かい生活習慣をチェックし直さなければ、体質は変えられないと思う。それらを実践するのは、面倒くさいことも多いし、ときには我慢が必要だったりするが、そういう基本的なことからやらなければ治らない。特に気管支ぜんそくの子どもは、病気でかわいそうだからという理由で、過保護に育てられている場合が多いから、何重にも過保護が上乗せされる形になっていて、いつまでも治らないことが多い。

乾布摩擦を日課とすることも効果的である。もちろん気管支ぜんそくにも有効だ。アレルギー体質の子どもは、肥満ぎみのことが多いから、食事の量を減らして皮膚を鍛えることが大切である。特に冬の間、寒いときに体を鍛えておく。夏場に日光の下で遊ぶのはすぐに実行できるが、冬はどうしても億劫《おっくう》になる。そこで、乾布摩擦などで刺激を与えておくと、体がちょっとした刺激には反応しなくなって、アレルギーから逃れられるようになるのだ。

日常生活の中で、こまめに体を鍛えることが一番である。急にスポーツをしたりすると、ぜんそくの発作を起こすことがあるので、徐々に行なう必要がある。また、アスピリンぜんそくという病気がある。アスピリンは痛み止めの一種で交感神経を緊張させるから、この薬はストレスと同じ作用がある。それでぜんそくが起こるのだ。アスピリンぜんそくの治療も、普通のぜんそくと同じように、ストレスに過敏に反応しなくなるまで体を鍛えることが大切である。対症療法では治らないことを、よく知っておいてほしい。

古い免疫システムが引き起こす膠原《こうげん》病

膠原病は、皮膚や関節などの結合組織に炎症や変性が起こる病気であるが、よく知られているのは、慢性関節リウマチ（単にリウマチともいう）や全身性エリテマトーデス（SLE）、甲状腺《せん》機能亢進《こうしん》症であろうか。その他には橋本病、ベーチェット病、シェーグレン病、皮膚筋炎、皮膚硬化症（強皮症）などいろいろあるが、どの病気も免疫抑制になっている。今までは原因不明とされてきた。

しかし、膠原病は、ストレスによる免疫抑制がウイルス感染を許し、組織障害を起こして発症するのである。慢性関節リウマチの場合は、パルボウイルスが原因ではないかといわれはじめている。まだ特定できていないが、それぞれの病気を引き起こすウイルスが存在する可能性もある。ストレスそれ自体でも発症する。働き過ぎ、心のストレス、日焼けのし過ぎなどである。

ストレスを受けると、リンパ球は激減する。これから説明することは、私たちが見つけた新しい概念なのだが、私たちの体はストレスを受けると、胸線が縮まり胸線でつくるT細胞、あるいは骨髄でつくるB細胞がむしろ減って、胸線外で分化する自己応答性のリンパ球が増えてくる。このリンパ球は体内で起こった異常を監視する免疫システムではないかと考えられる。そしてこの自己応答性のリンパ球の過剰反応が膠原病を引き起こすのである。

進化したT細胞やB細胞があるように、古い免疫システムのT細胞とB細胞が、消化管と肝臓を中心として存在し、それぞれ胸腺外分化T細胞、自己抗体産生B細胞と呼ばれる。これらの古いリンパ球は、ウイルス感染で壊れた異常細胞を速やかに排除するために存在している。

ところが感染が強すぎたり、私たちが無理を続けたりすると、その働きが過剰になってしまい自己免疫疾患を起こすのである。

これまでは、この概念がなかったから、漠然と免疫が亢進しているという認識で、ステロイドホルモンや免疫抑制剤が使われていたのだが、その治療では一時的に改善されても、なかなか完治しない。それで、膠原病は難病といわれるようになってしまったのである。

膠原病も、最近とても増えている。私は強い薬を使い過ぎることが原因だと思う。これまでは病態の正しい把握ができていなかったから、やむを得ない面もあるが、ステロイドや免疫抑制剤を使うことによって、免疫抑制の極限で発症しているのに、薬で更に抑制してしまうから治らない。時にはさらに重症化してしまうのである。

患者の話を聞いてみると、膠原病は、ウイルス感染のエピソードを示す、風邪のような症状からはじまっている。風邪だと思っていたら、いつまでも熱が続いて、その後に発疹、発赤、下痢などの症状がだんだんひどくなり、単なる風邪ではないと分かる。これらの不快な症状は、すべて副交感神経反射である。消化管の働きが副交感神経支配なので、それが強く出て下痢になる。副交感神経はリラックスの神経だが、この反射が急激に起こると、プロスタグランジンという組織ホルモンが出て、血管が開いて顔が赤くなる、熱が出る、それに痛みを伴うというような症状が出るのである。

しかしその症状自体には、ウイルス感染で壊れた組織を修復するために、大量の血液を送っているという意味合いがあるので、単に症状を抑えるだけでは根本的な治療にはならない。特に強い薬を使うと、炎症を根こそぎ止めてしまうので、治癒反射として起こっている症状が抑えられ、ストレスがますます蓄積されてしまうから、かえって症状を悪化させてしまう。やはり、あまりにも症状が強かったら、二〜三割軽減してやるというぐらいの対症療法にとどめるべきである。

膠原病では、いろいろな民間療法で治ったという話をよく聞く。現代医療があまりにも強い薬を使い過ぎているのだ。ストレスパターンで免疫が抑制されているわけだから、むしろ副交感神経を穏やかに刺激するために、キノコや海藻類などの機能性食品を摂るような治療法のほうが治癒率が高くなる。玄米食もよい。代替医療で難病が治ったと盛んに宣伝されるものがあるが、その背景には、このような事情があるのである。

前立腺肥大・前立腺ガン予防のポイントは腰

前立腺肥大と前立腺ガンは、ある意味では違った病気なのだが、全く共通点がないわけではない。どちらも、前立腺に対して血流ストレスがかかって血液が行かない、あるいは運動不足で血流が滞るという生活パターンを続けている人たちが罹《かか》りやすい病気である。腰まわりに贅肉《ぜいにく》がついているような人が、前立腺ガンになっている。結局は血流障害なのである。

女性の子宮筋腫《きんしゅ》も同じ傾向があるが、血流障害でその器官にストレスがかかる。それに加えて、私たちの腺組織、分泌腺組織というのは、分泌現象自体が副交感神経支配なので、副交感神経が抑制されると、せっかくつくった分泌物が出せなくなる。分泌物が停滞して腺組織をひどく圧迫する。そうすると、血流障害がますます加わって腺組織が肥大していく。

私たちの体は、それぞれの部位ごとに特定の機能を持った細胞で構成され、腸管や肝臓や泌尿器《ひにょうき》やいろいろな臓器が出来ている。そして、すべての臓器に共通して、その細胞を支えたり繋《つな》げたりしている組織が全身にくまなく存在している。それを線維という。その線維を構成しているのが線維芽細胞である。

血流障害によって特定の機能を持った細胞の集団が壊れると、それぞれの組織は一番血流障害に強い線維芽細胞で置きかわるという習性がある。とりあえず線維芽細胞で、その間隙《かんげき》を埋めようとする反応が起こるのだ。これは皮膚が傷ついたときにも起こっている。その後血流が回復されれば、それはだんだんに吸収され傷跡は消えていくが、障害されつづけると、細胞の線維化が進んで肥大する。

発ガンの遺伝子の特定や同定の研究の結果、それらは正常な細胞が使う増殖関連遺伝子から出来ているのだが、調節作用だけが抜けているということが明らかになった。血流障害によって細胞が頻繁に壊されると、増殖遺伝子はガン遺伝子なので、ある頻度で発ガンするというしくみなのである。

また、前立腺肥大も前立腺ガンも、総じて加齢とともに増えていく。老化現象ということもできるのである。老化は生体の物質酸化で起こっている。酸化物は交感神経を刺激する力を持っているので、副交感神経が抑制される。

前立腺肥大の人は、腰痛に悩んでいることも多い。この部分は大体同じ血管支配を受けているので、同じように血流障害を来すのだ。

前立腺肥大の予防、あるいは治療のためには、腰に血液を送ることが一番である。それには腰痛のところでも述べたように、体操が効果的である。腰のまわりに血液を送るには、体操と入浴、そして肥満を解消することである。

最近、連続して何人もの、前立腺肥大と前立腺ガンの患者と面談する機会があったのだが、全員が例外なく腰まわりがもこもこっとしている。そして、運動をまったくしていないという。腰痛を訴える人も多い。腰の辺りの血流が悪くなっているのである。また、いわゆる偉い人が多い。偉い人は大きな椅子《いす》にでんと構えている。そういう姿勢は腹部を圧迫して、血流を抑制する。偉くなると、お茶も自分で淹《い》れないし、コピーも自分でとりにいかない。そんな人は要注意である。

ガン発症のしくみ

現在は遺伝子の研究が進んで、ガンは、ガン遺伝子による遺伝病といわれている。もう一つよくいわれるのが、発ガン物質によって引き起こされるという考え方である。ダイオキシンや農薬もそうだし、あるいは紫外線の浴び過ぎなども原因に挙げられる。発ガン因子は外からやってくると考えるのである。

ところが、ガンの患者と話してみると、みんな驚くべきストレスに晒《さら》されていることがよく分る。十人のうち九人までもが、ガンを発症する二〜三年前、またはもっと長期にわたってストレスを受けつづけている。

そこで私は考え方を変えて、発ガンの原因は外からではなくて内部にあると捉《とら》えた。内部といっても、遺伝子異常ではなくて、自分自身の頑張り過ぎ、あるいは精神的なつらい悩みが、ガン遺伝子の引き金を引いているという結論に達したのである。

男性だったら、働き過ぎや過労に加えて心の悩みも抱えている。女性の場合も、家庭や職場での葛藤《かっとう》が続いていた。そういう状態が長く続くと、交感神経が緊張して、血流障害と顆粒球増加《かりゅうきゅう》によって組織破壊、再生上皮の破壊、再生の亢進が起こる。ガン遺伝子というのは、本を正せば、すべて増殖関連遺伝子であるから、増殖の調節異常が引き起こされて発ガンに至るというしくみなのである。

何かの原因によって、ある部分の血流が長期間途絶えると、その場所に発ガンする。例えば、いつも胸が締めつけられるようなつらい悩みを抱えていると、そういう人たちは、肺ガン、乳ガン、食道ガンになりやすいし、ひどい頭痛もちで頭痛薬を飲みつづけている人は脳腫瘍《のうしゅよう》になりやすい。

以前は私も、ガンが簡単に治るというイメージは持っていなかった。しかし、ガン発症のメカニズムをはっきりと解明し、また福田先生が、手術後、ガンが再発した患者の転移巣《そう》を、半年ないし一年で治す治療を何度も目の当たりにしたり、いろいろな機能性食品を摂ることでガンが治ったという事例を見て、ガンは治る病気であると確信するに至った。

ガンの主たる原因は、自分自身の生活の中にあったのである。生活パターンを改めて、もっとストレスのない生活をすることが大切なのだ。昔は日本の社会全体が貧し

ガンを治すための四ヶ条

1.生活パターンを見直す
(働き過ぎ、心の悩みを除く)

2.ガンの恐怖から逃れる
(自然退縮が普通)

3.消耗する治療を続けない、受けない
(抗ガン剤、放射線、大手術)

4.副交感神経優位にして免疫能を高める
(鍼灸、良い食事、軽い運動、入浴、笑い)

くて、精一杯働かなければならず、生きていくためのストレスもかなりのものがあったが、現代は暮らしも豊かになり、ゆったりとした生活を送ることが可能なのである。

そして、ガンは難病だというイメージがあまりにも強過ぎると思う。もしかしたら、現在ガンが治る病気であるという考えに一番抵抗しているのは、ガンの専門医なのかもしれない。一度出来上がってしまった基本的な概念を変えることは、自己否定にもつながるからである。

また現代医療では、ガンを告知されたことによるストレスは大変なものがある。そのことで何ヶ月も悩んでいると、それがまたストレスを亢進させる。告知後に、ガンが急激に進行してしまう人も多い。しかし今述べたように、ガン発症のしくみを理解すれば、ガンが治癒可能な病気であることは明らかである。思っている以上に自然治癒するのである。機能性食品などによって、ガンから解放されたというようなことも盛んに聞かれるが、ある時期から、抗ガン剤に頼り過ぎて、それまで長い歴史のあった自然治癒という考え方に耳を傾けなくなってしまった。心療内科学を日本に導入した池見《いけみ》酉次郎《ゆうじろう》先生（元九州大学名誉教授）は、五十年近くも前にこのことを述べたのであるが、抗ガン剤開発競争の中で、無視されてしまったのである。

現在では、抗ガン剤も次々に新しいものが出てきている。ガン細胞だけを殺してくれる薬がいつかはできるのではないか、そういう希望のもとに研究が進んでいるのだと思うが、抗ガン剤を使うのは疑問である。

抗ガン剤がなぜいけないのかというと、体を消耗させるからである。抗ガン剤はガン細胞以外の普通の細胞も同じように攻撃するから、体全体が消耗して、免疫機能が下がる。特にリンパ球は抗ガン剤に弱い。私たちの体で、ガン細胞以外で増殖の早いのは、血液系の細胞である。免疫系はそのひとつなので、やられやすい。その次に弱いのが再生上皮であり、例を挙げれば腸管と皮膚である。そのために髪の毛が抜けたり、食べられなくなったりする副作用が現れるのである。

そういった情況がさらに交感神経緊張状態を作り出し、抗ガン剤としての作用以上のものが免疫系に働いてしまうのである。そして、これは一般にはあまり知られていないことだと思うが、抗ガン剤そのものが発ガン性を持っているのである。抗ガン剤が免疫の働きを抑制することが、更なるガンの発症に繋《つなが》っている。

治療に免疫を抑制する抗ガン剤を使用するよりも、自分自身の体調を免疫機能を高める方向に持っていくべきなのである。最近では、セカンド・オピニオンの重要性がいわれ、代替療法もいわれるようになった。民間療法が流行《はや》るのも、ある程度の成果が出ているからであろう。そろそろ攻撃的な治療でガンと闘うのではなく、免疫機能を高め、自分自身の力でガンを治すという考え方に変える時期に来ていると思う。

免疫機能を上げる方法といっても、すぐにはイメージしにくいかもしれない。免疫系は副交感神経支配下に入っている。循環系と消化器系と分泌現象も副交感神経支配である。免疫機能を高めるとは、つまり循環をよくする、消化器機能を高める、排泄機能を高めるということである。

循環をよくするには、やはり体操、入浴が一番有効であろう。他には、笑うことも推奨されている。感情の中でも笑いは、副交感神経支配である。喜怒哀楽でいえば、泣くことは、やはり涙の分泌を伴うだけに、副交感神経反射である。ある意味では、悲しみを癒《いや》すという形の副交感神経反射であろう。うれしくて笑うことと、悲しさを和らげようとして泣くことが副交感神経支配であり、怒りや恨みは交感神経を刺激する。だから、怒りっぽい人はガンになりやすいし、恨みがましい人も発ガンしやすい。だから、ガンを避けるには、ゆがんだ心を持たないようにすることも必要だろう。

次に、消化器機能をよくするということについては、前にも述べたように、ストレスのある人は便秘になるので、便秘をしないように、いつも消化管がほどよく働いているように、食物繊維やキノコ、海藻などの不消化多糖類といわれる物質をたくさん摂ることが大切である。最近は、ガンの患者に対して主食は玄米に、とアドバイスしている。この力は絶大である。

そして、排泄でもう一つ大事なのは、尿を出すということである。水分をよく摂って尿を出す、これが大事である。交感神経緊張状態にあるときには、意外と水を飲んでいないものなのだ。無我夢中で何かに取り組んでいたり、精神的にゆとりがないときには、水もお茶も飲んでいないことが多いのではないだろうか。

このようにして三つの機能を高めてやると、リンパ球の働きも一緒によくなって、ガンの進行が止まり、リンパ球がある程度増えてくると、やがて、ガンが自然退縮するという流れに入れるのである。

ここで興味深い報告をしよう。ガンを患《わずら》うと、ひどい痛みや熱が出ることがある。現代医療ではそれをすべて、ガンによる神経圧迫だと考えている。確かにそういう一面もあるかもしれないが、自律神経支配の関係から考えると、それは副交感神経反射が起きてリンパ球がガン細胞を攻撃し、そこに血液をたくさん送り込むという副交感神経の働きであることが説明できるのである。この症状を英語では、パラネオプラスティック・シンドローム、日本語では傍腫瘍《しゆよう》症候群という。今までは原因不明の発熱といわれていたのだが、福田先生との共同研究によって、この発熱があった後には、ガンの自然退縮が急激に起こっていることが確認されたのである。つまり、この発熱は、リンパ球が増えてガン細胞と闘っていることによって起こったものであり、それによる痛みなのだ。これはとても重要なことである。傍腫瘍症候群に限らず、副交感神経が過剰に反応している状態はつらいものである。私たちの体は、リラックスしすぎても疲れるのである。

今までは、この副交感神経反射による発熱や痛みを原因不明と考えて、消炎鎮痛剤やステロイドで抑えてしまうことが多かった。しかし、その反射を止めずに、免疫を高めて治せることがわかったのである。これは積極的に活用しなければならない。昔から、温熱療法というものがあるが、温度を高めると、血液の循環がよくなって免疫機能が高まる。そういう働きによって効果があったからこそ、温熱療法が廃《すた》れることなく現在まで続いてきているのだと思う。

熱が出たり体が痛くなるのは、確かにつらいことであり、患者は苦しいから、その症状を抑えたくなるのだが、そこはぐっと我慢して、闘う状況を続けないと自然退縮には持っていけないのである。

余命宣告は医の倫理に違反

ここで、ガンにまつわる医療の現場で私が特に気になっている問題について記したい。近年、余命を宣告される患者が増え続けている。四十五歳のある女性教師の場合を紹介しよう。検診で肺ガンが見つかり、大病院に行って精密検査を受けた。その結果かなり進行していて、「手術は不可能、余命一年」と言われた。さらに、「イレッサの抗ガン剤治療で一年間延命できる可能性がある」と付け加えられたそうである。

まだ四十代の働き盛りで余命一年などと言われたら、その恐怖感、絶望感はいかばかりであろうか。実際この女性も、夫の話によると、その後顔色は青ざめて笑顔が消え、食事も喉《のど》を通りづらくなってしまったそうである。セカンド・オピニオンを取るために、夫妻で私のところを訪ねてみえたのだ。

どのような病気であれ、希望を持って養生する場合と、絶望で未来が閉ざされている場合では、余命に差が出てくるのは明らかである。特にこの女性教師は、お子さんの病気で悩み、さらに教育現場でのストレスにさらされていたという。このような背景が分かれば、それに対応した生活上のアドバイスも必要である。

患者に希望を与えるのが医師の務めであり、絶望を与えるような行為は医の倫理に違反していると思う。現在の流れは本来の医療のあるべき姿に逆行しているように思われる。

そもそも発ガンは激しいストレスによる再生上皮の破壊と免疫抑制によってもたらされる。発ガン時のリンパ球レベルは三〇パーセント以下まで低下している。余命宣告を受けた場合は、さらなるストレスが上乗せされるため、二〇パーセントレベルまで低下が進む。従って、余命を宣告することは、ガンを悪化させる最大原因ともなっていることを私たちは知る必要がある。

ガンを告知することは、患者が自身の病気と闘うために必要なことである。しかし、それと余命を宣告することはまったく別の問題である。余命を予測することなど誰にもできるはずがない。

あまりにも心ない医療がはびこっているので、改めて福井次矢・奈良信雄編『内科診断学』（医学書院）を見てみる。そこには次のような言葉があった。少し長いが引用してみたい。

医学は生物学的要素が多く、一応自然科学に属しているが、しかし病人は単なるこわれた器械ではなく、精神的、肉体的悩みをもった人間なので、人文科学、精神科学、社会科学のような人文的科学も深く関係する学問である。したがって、医学、医療にたずさわる医師は自然科学としての生物学を学ぶほかに、複雑な人文科学に対する理解、認識をも身につけていなくてはならない。

すでに、B.C. 460年ヒポクラテス（*Hippocrates*）は、医師たるものの倫理についてきびしい教訓を提示しているが、その訓戒には、2千年を経た隔世的進歩をとげた今日の医学の世界においても、重い力をもって医師にせまるものがある。大学において医学を学ぶものは、その専門の知識、技術、その他にそれにふさわしい人格を要求されるのである。

米国の大学では卒業式にさいして、医学部のみは、卒業生一同に対し〝ヒポクラテスの誓い〟を宣誓した後、学位を授けるならわしになっているという。すなわち、各学部のなかで、特に医学の学位を与えるにあたっては、単に医学、医術に対する知識と技能とを証明するだけではなく、それに先立って医師の道徳的、人間的責任についての覚悟を誓わせるのである。

〃ヒポクラテスの誓い〃の趣旨は、〃私は神に厳粛に誓う。医業に忠誠であり、同業者に対し公正、寛大であることを。私の生活と診療とが方正、廉直《れんちょく》であることを。私は医学的治療を私の力と判断の及ぶ限り、患者を助けるために用い、決して不正、悪い目的のためには用いないことを。決して堕胎のための手術を行わない。診療その他、何事によらず、人々の生活について見たり、聞いたりしたことで噂《うわさ》するに適さないものは、かたく秘密を守るべきことを。もしこの誓いを守り、破ることがなければ、生活や医業において常に繁栄と名誉を得るであろう。しかし、もしこの誓いに反し、破るならば全く反対の報いを得るであろう。〃

医学知識を増やしている間に、現代の医師たちはこのような医学の基本を忘れてしまったのであろうか。

どちらの過剰反応でも起こる躁鬱《そううつ》病

躁鬱病は病名のとおり、一時は興奮で躁状態になり、それが過ぎると自信を失って鬱状態になる。躁鬱病の場合は、交感神経緊張と副交感神経緊張の両方のパターンで起こる。交感神経が緊張しすぎると、不安になって自信がなくなる。脈が常に速いと、いつも疲れているから、それに不安を覚えて活動できなくなるのだ。逆に副交感神経が優位になると徐脈になって、自信がもてず積極的な行動が起こせなくなる。

しかし、鬱病の場合は常に副交感神経過剰の状態かというと、そうではない。調子がいいときはバランスがとれて正常になることもある。両方の間を揺れ動いているのだ。鬱病のきっかけとなるのは、やはりストレスが圧倒的に多いと思う。深い悲しみが続くと、初めのうちは脈が速くなったり脂汗《あぶらあせ》が出たりする。つまり興奮という形で適応しようとするのだが、やがて適応しきれずに逆に大きく落ち込んでしまう。

躁鬱病の患者三十数人のリンパ球、顆粒球の数を調べてみたことがある。すると、六割ぐらいは確かにリンパ球が多いのだが、あとの四割は予想に反して顆粒球が多かった。すべて副交感神経の過剰反応として捉《とら》えることはできないのである。

第四章　女性の健康と病気

人間の体のしくみは複雑である。特に女性の体は神秘に包まれているといっても過言ではないかもしれない。女性の体は環境や外的な影響はもちろんのこと、心理面からの影響が直接反映される。しかしそれも自律神経支配の視点から眺めてみると、明快に解明することができるのである。

冷えに対する生体反応

全国の長寿番付を見ると、おもしろいことがわかる。女性の長寿者の三十位くらいまでの人が暮らしているのは限られた地域なのである。沖縄、九州、四国など西の地方だけなのだ。そのうちの八割が沖縄と九州である。つまり、女性は暖かい地方で長寿になっているのである。これはどうしてなのかというと、女性が「冷え」に弱いためなのだ。

では男性はどうかというと、男性の長寿者は、長野県などの標高が高いところに多い。標高が高いと空気が薄くなる。気圧が低ければ興奮しにくくなる。

つまり、女性の病気は冷えがつくり、男性の病気は興奮がつくるといえるのだ。

このように長寿をめぐる謎《なぞ》は、私たちにいろいろなことを教えてくれるが、女性が健康で長生きするためには、あるいは病気にならないためには、「冷え」への対策が一番大切である。冬になると、足が冷たくて靴下を履かなければ眠れないという女性も多いと思う。女性は血管が細いので、血管がちょっと収縮すると、すぐに血流が抑制されてしまう。そのために手足の末端が冷えてしまうのである。なぜ血管が細いのかというと、血管増殖因子が性ホルモンの支配になっているからである。

この冷えを解消する生体反応は、副交感神経反射である。血管が開くので発熱と痛みを伴う。だから、あかぎれなどに代表されるように、体が冷えを治そうとするときには、必ずズキズキ痛むのである。これまで述べてきたように、現代医療では、まずこの痛みを治そうとする。そして、血管を開かせ血流を回復させる、いわゆるプロスタグランジン関与の副交感神経反射を悪者扱いしてしまう。痛みにばかり注目して、消炎鎮痛剤で抑えようとしてしまうのである。

そんな治療を続けていくと、当然のことながら、やがて破綻《はたん》を来《きた》す。消炎鎮痛剤というのは、多くの湿布薬に使われているように、患部を冷やす薬である。これを使えば、痛みはとれる。しかし、元の原因である「冷え」は改善されていない。まだ血流は途絶えたままなのである。とりあえず痛みが治まって消炎鎮痛剤をやめると、体は冷えをなんとかしようとして自律神経が反応するので、その部分に再び血流が押しかける。そして、痛みと消炎鎮痛剤使用のいたちごっこが始まり、やがて体が疲弊してしまうのである。

子宮内膜症・子宮筋腫が増えている

女性の体にはサイクルがあって、妊娠のために準備した粘膜が必要なくなった場合に、体外に排泄《はいせつ》される。これが月経である。ところが、ストレスなどによって血流障害を起こしている場合、血流が抑えられているところと開放されているところの落差が大きい。それで生理痛や月経困難症が起こる。生理痛などは副交感神経反射による痛みなのである。

その痛みを、痛み止めによって除こうとすれば、副交感神経の反応を遮断《しゃだん》することになるので、分泌《ぶんぴつ》現象の抑制につながる。つまり、排泄する分泌が不完全になってしまう。すると、分泌物が停滞したり、お腹《なか》に逆流したりしてしまうことになる。これが子宮内膜症である。

本来、月経として体外に排泄されるべき内膜が、腹腔《ふくこう》に停滞してしまう。卵巣《らんそう》と卵管はつながっていないので、腹腔内に出てしまうのである。そして、排泄されずに腹腔に残った子宮上皮が、次のサイクルにまた増殖し、やがて死滅する。このような増殖と死滅が繰り返されるのである。

この理論は、福田先生と私が発見したものである。産婦人科の本にも書かれていないが、自律神経のしくみから説明すると、よく理解できると思う。

このように子宮内膜症は、間違った治療によって、あるいは冷えが解消されない生活によって引き起こされている病気なのである。

ストレスなどから血流障害を起こしている場合でも、まだ体が本当に痛めつけられていなくて元気なうちは、生理痛や月経困難症で済んでいるが、そういう力もだんだん衰えてくると、体は線維芽細胞の置きかえで適応しようとする。それが子宮筋腫である。

血流障害が長く続いた場合、血流の少なさをカバーしようとして、子宮内膜や筋層で線維芽細胞が置きかわる。これによって子宮筋腫ができる。筋肉が肥大しているのではなく、筋層に線維化が起こって肥大しているのである。そのためにどんどん大きくなるのだ。分泌物の貯留も起こっている。

一方、若い女性にも起こる卵巣嚢腫《のうしゅ》は、交感神経緊張の極限の症状である。卵巣腫《しゅ》瘍《よう》もそうであるが、いわゆる交感神経緊張というときは、顆粒球《かりゅうきゅう》増多の状態である。顆粒球はそもそも膿《うみ》をつくる細胞であるから、チョコレート色の膿のような嚢胞（チョコレート嚢胞）ができる。これは顆粒球の死骸《しがい》なのである。細菌がたくさんある場合には、化膿《かのう》性の炎症を起こすのだが、細菌がなくて顆粒球だけが集まった場合に嚢胞になる。袋のようになって顆粒球の死骸がたまるのである。

顆粒球がどんどんたまるのではなく、線維芽細胞が置きかわるという形で卵巣が腫《は》れてくるものが卵巣腫瘍である。若い人気歌手がこの病気になってマスコミの話題になったことがあるが、彼女の場合も、やはり頑張り過ぎによって起こったのだと思う。心のストレスも一因となるが、働き過ぎが交感神経緊張を招いたのだろう。

卵巣腫瘍や卵巣嚢腫は、スポーツをやり過ぎた場合でも起こる。スポーツは適度に行なえば体にいいが、ストレスになるほど激しく行なったり、途中に休憩時間を取らないようなハードなメニューを組んだりすると障害が起こりやすい。

月経困難症や子宮内膜症、子宮筋腫を治すためには、ストレスをなくして交感神経緊張状態を解き、血流を増やして組織修復に持っていくことが大切である。外部からのストレスとしては、冷房による冷えや薄着も原因になるだろう。

習慣性流産・不妊はこうして起こる

冷えによって交感神経が緊張し顆粒球が多くなると、卵管の粘膜に顆粒球が集まってきて卵管が炎症を起こす。冷えは子宮内膜症ばかりでなく、卵管炎も引き起こすのである。すると、せっかく妊娠して受精卵が下りてきても、卵管炎で卵管が詰まっているので、受精卵が子宮に下りていけない。あるいはうまく下りていけても、着床の段階で、子宮内膜症を起こしていると、着床が顆粒球で拒絶されてしまう。不妊の原因がこのような場合もある。

また、習慣性流産を起こしている人たちは、痩《や》せ過ぎていたり、あるいは家庭内のトラブルなどで精神的なストレスを抱えていることが多い。これまでは、偶然に起こると考えられていた習慣性流産だが、これも顆粒球増多によって起こされているのである。

流産してしまう理由がはっきりすれば、不妊治療も変わってくる。川田信昭先生のところでは、鍼《はり》治療を受けるだけで妊娠するという。それは、顆粒球過剰でリンパ球が少ない人たち、いわゆる腰やお腹《なか》が冷えている人たちの血流を鍼治療によって増やし、温かいお腹にしてあげるからなのだ。鍼治療だけでなく、日ごろから過度の冷房を避け、あまり薄着をしないなどの工夫をして、とにかく血流を増やすことを心がけるのも大切である。それと同時に、生活パターンに無理があって交感神経緊張状態になっている場合には、それを改善する必要がある。

人工受精の場合にも、鍼治療を行なってからのほうが着床率がぐんと上がる。人工受精の場合は受精は体外で行なう。問題は、受精卵の着床率が低いことである。不妊に悩む人たちは、着床率が非常に悪い。

ちなみに、子宮そのものは交感神経に支配されている。それは妊娠中、母体がリラックスするたびに出産反応が起こってしまっては困るからである。母体は妊娠が進むと、赤ちゃんに酸素や栄養を送ったりするために交感神経緊張状態になってバランスをとっているのである。最近はそれほど緊急な切迫流産の場合でなくても、ウテメリンという交感神経刺激薬を処方する医者がいる。交感神経刺激は血流を止めるので、胎児に影響して奇形が生まれる危険がある。手の指がつながってしまうのである。

さて、めでたく妊娠となったとき、多くの妊婦が経験するのが、つわりである。これは副交感神経の反射である。体が異物を外に出そうとする排泄反射なのだ。つまり、赤ちゃん自体は母体にとっては異物なのである。しかし赤ちゃんだけのストレスならば、ふつう人間の体はそのまま受け入れる力を持っている。その体のしくみのお蔭《かげ》で、生命は連綿と受け継がれてきたのだ。

ところが、赤ちゃんによるストレスに加えて、何らかの精神的なストレスがあったり、あるいは痩せ過ぎている場合、赤ちゃんを抱えること自体が体力的につらくなって、体はSOSを発信する。一般に、ふくよかだとゆとりがあるので、赤ちゃんに栄養を多少取られても大丈夫だが、痩せ過ぎている人にとっては、ストレスになるのである。すると、母体にとって異物である赤ちゃんを外に排泄しようとして副交感神経反射が強くなる。だから、つわりが強い人は何らかのストレスを抱えていることが多い。

また、つわりを起こした妊婦が酸《す》っぱいものを食べたくなるのは、酸っぱいもので副交感神経を刺激して分泌機能を促し、交感神経優位になっている体調を整え、全身で妊娠に対応できるようにしているためだと思われる。無意識のうちに体が反応しているのである。

酸が体にいいというのも、同様の反応である。酢酸は酸化のレベルが高く、本来は私たちの体には、あまりありがたくない物質である。しかし、適量が体に入ると、体はこれを排泄しようとして、唾液《だえき》の分泌など副交感神経の機能を促す。この反応が、その他の消化器系や泌尿器系の分泌機能も高めるのである。

カルシウムだけでは骨粗鬆症《こつそしょう》は防げない

骨粗鬆症は骨量が極端に少なくなってしまう病気で、閉経後の六十歳代の女性などに多い。骨粗鬆症への対策については、カルシウムの摂取ばかりがいわれるが、実はそうではない。はっきりいおう。これは運動の問題なのである。

私たちの体が興奮するときには、カルシウムの細胞内流入と、タンパクのリン酸化が起こっている。カルシウムとリンは細胞が興奮するたびに消費されているのである。その使用済みのカルシウムとリンが、水酸イオンの働きによってリン酸カルシウムとなる。これが骨の原料のハイドロキシアパタイトである。結晶の形で存在するハイドロキシアパタイトを、繊維状のタンパク質であるコラーゲンの上に結合させたものが骨である。だからカルシウムやリンを単体で摂取しただけでは骨は作れない。体を刺激することによって初めて骨は強くなる。つまり、交感神経がある程度緊張するような生活をしないと、骨はできないのである。

運動したり、仕事をしたり、散歩したりして、体を興奮させなければ、カルシウムをいくら摂取しても、意味がないのである。

加えて、年をとってもある程度日に当たらなければいけない。骨のコラーゲンへの沈着はビタミンDが行なっている。ビタミンDは不活性化の状態で体内でつくられ、紫外線で活性化するので、日に当たらなければ、骨はできない。寝たきりの状態の人たちは、運動しないし、日にも当たらない。リラックスの極限となって、その二つが原因で骨粗鬆症になるのである。

栄養失調や拒食症でタンパク質が不足しても骨は細くなるが、その場合は細くはなるが硬い。骨粗鬆症のように、もろくて折れやすいということはない。

このように骨粗鬆症はカルシウムを摂取するだけでは解決できないのである。牛乳をたくさん飲んでいても、骨粗鬆症になる人は多い。ついでにいえば、私たち日本人は牧畜酪農の習慣を持たなかったから、牛乳はあまり無理をして摂《と》る必要はない。特に大人になってからは、嗜《し》好《こう》品の程度でよいと思う。成長期の子どもは多少飲んでも、体はびくともしないが、年をとってから飲むと、体に不調を来すことがある。

私たち日本人には牛乳同様、乳製品を摂る習慣がなかったので、それらを消化できなかったり、消化が不完全な人も多いのである。反対にそれらがストレスになって、ひどいときは下痢を起こしたり、吹き出物が出たりする。そういう人たちは、骨粗鬆症にならないために牛乳を飲みなさいと勧められて飲んでも、かえって体調を壊してしまうのである。

牛乳不耐症の人は、日本人の十人に一人ぐらいいると言われているが、彼らがみんな骨粗鬆症になっているわけではない。牛乳は必須《ひっす》のものではないのだ。意外に思われるかもしれないが、水に含まれているカルシウムなども大切であるし、天然のにがりでも分るように、海の中にもカルシウムは山ほどある。その証拠に、貝類はあんなに多くのカルシウム分で出来ている。乳製品に頼らなくても、小魚や海藻など、カルシウムを摂取できるものは幾らでもあるのだ。

乳腺症《にゅうせん》と乳ガン

今年（二〇〇三年）の夏、「朝日新聞」に「乳がん、なぜ見落とされた」の記事があった。ある患者が一九九四年に乳房のしこりが気になって婦人科診療所で診察を受けたのに、これは乳腺症で乳ガンではないと言われ、五年後の乳ガン検診では超音波（エコー）検査で調べたのに、脂肪の塊と言われ、さらに二年後、しこりが五センチ以上になって検査を受けたところ、悪性のガンと診断、手術を受けたが、リンパ節に転移しており、今年の六月に余命半年と宣告されたというものである。

その後、同様の経験をした乳ガン患者からの投書や電話が何百件も新聞社に寄せられ、連続した記事が掲載されていた。記事の趣旨は「より熟練した専門家が必要」「常にX線診断も取り入れるべき」というような方向に向かっていたように思う。

しかし私は、このような流れに疑問を感じている。医者も患者も乳腺症と乳ガンの成り立ちに対する考察がないからである。その発症原因を無視して事が運ばれている。まず、乳腺症がなぜ起こるのかということである。乳腺は巨大な分泌組織で副交感神経系に支配されて働いている。子どもが産まれて多量の母乳が分泌《ぶんぴつ》されない時でも、ある程度の腺組織の活動は行なわれている。また、腺組織は再生細胞からなるので、いつも新しい細胞が作られ、古いものは組織マクロファージによって代謝されている。

女性が心安らかに生きていて副交感神経優位の生活をしていれば、このような分泌や代謝はスムーズに行なわれ、正常な乳腺組織でいる。しかし、その女性に働き過ぎや心の悩みがあり、分泌と代謝が妨げられると、分泌物の貯留や代謝物の残存でしこりができる。これが乳腺症である。

乳腺症から脱却するためには、生き方や心の持ち方を変え、ストレスから逃れる必要がある。また、血行を良くするような食事、体操、入浴も大切である。そういう対処があれば、数週間の単位で乳腺症から脱却できる。

今回の新聞の症例群では、そのような努力が行なわれた様子は見当たらない。医者も乳腺症は良性でガンではないというだけで、生活や生き方のアドバイスはしていないようである。患者もどうして乳腺症になったかを医者に尋ねていない。

もし乳腺症と診断されても、無理を重ねる生活を改めずにそのままの生き方を続けていたら、乳腺症はさらに進行し、ある頻度で発ガンする。乳腺症で良性だからといって、そのまま放置すべきではない。乳腺症のしこりはまわりの組織を圧迫し、いやそれ以上にストレスのある生活そのものも、乳房への血流を阻害しているのである。血流障害は再生細胞を破壊し発ガンを促してゆく。

このように診断の間違いや未熟さを声高に言い募るだけでは、この問題は解決しないのである。乳腺症から乳ガンへのスイッチも、生き方に無理があるためと考えられるからだ。病気の発症原因の考察なくして問題の解決はありえない。病気はいつも固定したものではなく、ストレスがあると進行し、ストレスから逃れると治る。これは発ガンした後も同様である。

乳ガンは働き過ぎ、心の悩み、体の冷え（冷房、薄着、冷たい飲み物や食べ物）などから起こるので、ここからの脱却が必要である。つまり、ガンは他人に治してもらうものではなく、自分で治すものである。特に、抗ガン剤はその人の治る力を奪うので使ってはいけない。

更年期障害にホルモン補充療法は安全か

更年期障害になるきっかけは、女性ホルモンの卵巣分泌の加齢変化による低下である。更年期障害は誰にでも起こるが、症状が強く現れる人たちには、ひどいストレスを抱えている人が多い。本来、エストロゲンの低下は、副腎皮質ホルモンの代償作用で適応するはずなのである。女性ホルモンと副腎皮質ホルモンは構造が似ていてコレステロール骨格を持ち、両方とも細胞賦活《ふかつ》作用がある。生きるための活力を作り出している。副腎皮質ホルモンはステロイドホルモンともいうが、そのため、子どもや男性がステロイド治療をすると、体が丸みを帯びてきたり、女性的な毛が生えてきたりする。本来は、そういう似たもので代償する機能があるから、更年期を迎えた女性全員が破綻《はたん》を来《きた》すわけではないのである。

しかし、そういう時期にストレスが加わると、もともと自律神経失調症だったりしてストレスに過敏に反応する人たちが、副交感神経反射を突発的に起こし、のぼせや目まい、あるいは反対に冷えなどの症状に悩まされることになるのである。

従って、最近盛んにいわれているホルモン補充療法は勧められない。薬で治療するのではなく、ストレスを除く、または自律神経失調症を治すという根本的な治療を心がけるべきである。治療の功罪を検討せずに安易に補充療法を行なうと、取り返しのつかないことも起こりうる。男性ホルモンや女性ホルモン、そしてステロイドホルモンなど、ステロイド骨格を持ったホルモンというのは、生体内調節が微妙で必要量が決まっている。したがって、外部から大量に、あるいは長期間にわたって投与することは危険である。

ホルモン補充療法を行なえば、確かに頭痛やのぼせなどの症状はとれるのだが、コレステロール効果を持っているので、老化促進作用が出たり、動脈硬化や乳ガン、子宮体ガンを発症するなどの副作用が出てくる。ステロイドホルモンはコレステロールから生合成されるし、女性ホルモンや男性ホルモン、紫外線を浴びて活性化し骨を丈夫にするビタミンDもコレステロール骨格を持つ。これらはすべて外部から投与されると排泄が困難で、組織に停滞して酸化コレステロールに変性して老化現象を起こす。副作用を承知したうえで、どうしても更年期障害の苦しみから逃れたいというのなら、ごく短い期間だけ使う方法はあるかもしれない。しかし、長い目で見れば完全に不利である。長期間使うことは特に問題であるし、メリットとデメリットをよくよく検討することが大切である。

ホルモンと同じように、サイトカインを投与することも危険である。サイトカインは、リンパ球間の相互作用やマクロファージとリンパ球間の相互作用のために発達してきた伝達物質であり、現在いろいろな遺伝子操作で夢の新薬として開発されているが、無害なものはほとんどない。必ず副作用が出ているのである。

第五章　子どもの健康と病気

現代ほど子どもを育てるための環境が激変している時代はないのではなかろうか。物質的な面はもちろんのこと、核家族化はますます進み、長い年月に培《つちか》われた知恵は、あっという間に失われようとしている。一方で、IT（情報技術）の進化はめざましく、インターネットなどによって情報は溢《あふ》れかえっている。選択肢が多すぎて、若い親たちは何をよりどころにすればよいのか迷うばかり、不安は増すばかりである。この章では、免疫学の立場から子どもの健康について述べてみたい。

子どもの体質

子どもは、そもそもリンパ球体質である。それはなぜかというと、子どもの成長に使うエネルギーは物凄《ものすご》いものがあるので、ふだんからリラックスの体調を保持して、急激な成長ストレスを吸収できるようにしているのである。特に一歳～四歳時は、圧倒的に副交感神経優位で、リンパ球増多の状態である。数も成人の三倍くらいある。四歳～十五歳時ぐらいは、リンパ球は多いけれども圧倒的という感じではない。子どもたちは、人間のリンパ球極限の状態で成長しているのである。その結果当然のことながら、大人よりもリンパ球過剰の病気になりやすい。もともとアレルギー疾患になりやすい体質なのである。

その後十五歳〜二十歳で、成人のリンパ球と顆粒球《かりゅうきゅう》の数値になるが、豊かな社会ではその数値に達する年齢が遅くなる。その理由を説明しよう。貧しければ、ひもじい小さいうちから働かなければならないことも多い。時には家計を助けるために重労働を強いられることがあるかもしれないし、生存のためのストレスも多い。そのため、リンパ球優位でなく、顆粒球増多になるのが早いのである。つまり大人になるのが早いのだ。したがって老化現象も早まるので寿命も短くなる。貧しい国には、幼いうちからとてもしっかりした子どもが多いのは、こうした事情があるのである。逆にいうと、近年の日本人に、いつまでも子どものような大人が多い原因のひとつであるかもしれない。

そして面白いことに、白血球は人格の決定に深く関わっている。それは、白血球が単細胞生物時代の自分自身だからである。私たちの体は、細胞のいろいろな機能の一部だけを発現させて、骨格や臓器などを構成するようになったが、細胞のなかで姿をずっと変えないものがある。それが白血球なのである。だからアメーバのように自由に動きまわっている。単細胞生物時代の性質をそのまま保持していて、私たちにどう生きるのか、どう考えるのか、どう行動するのかを指令しているのが白血球なのだ。後から人格を形成するのは脳だと考えがちであるが、脳は後で進化したものである。人間の行動特殊進化した脳は大切なものではあるが、人格を決定する基本ではない。人格や思考は白血球が決定していると思う。だから白血球のパターンが変わると、性格まで変わってしまうことがあるのである。顆粒球型はどちらかといえば頑張り屋さんであり、リンパ球型はおっとりしているといえるだろう。

子どもたちはもともとアレルギー体質になりやすいと述べたが、アレルギー体質は悪いことばかりではない。いろいろな異物が入ってきたときに、速やかに外に出す反応が起こせるということでもあるのだ。アレルギー症状が出ても、大騒ぎするのではなく、これは生体が異物を認知して外に出そうと反応しているのだと考え、落ち着いていることである。

症状に慌《あわ》ててしまって、強い薬で止めようとすると、薬が効いているうちは、その症状は治まっているが、薬をやめた途端にぶり返す。薬と症状のシーソーゲームの世界に入ってしまう。特に先に述べたように、アレルギー疾患は低年齢化しているので、経験の浅い若いお母さんたちが、子どもの症状に慌てて薬に頼ってしまう場合が多いのである。

子どもが発赤、発疹《ほっしん》、発熱を起こすと、お母さんはうろたえてしまって、何としても、その症状を抑えなければと思ってしまう。例えば、まだ一歳にもならない子どもが、水道水の塩素に触れて全身性の発赤、発熱を起こすことがある。そのとき、抗ヒスタミン剤やステロイドなどを塗ったり飲んだりすると、その症状が瞬時に治まる。それは、見た目には治っていると感じられるかもしれない。しかしそれは実は、塩素を外に出そうという反応を抑えてしまったということでもあるのだ。

原因はとり除かれていないから、薬が切れれば、体は毒を外に出そうとして、熱が出たり、真っ赤に腫《は》れたりするのである。そして、それを抑えようとして、また薬を使ってしまう。症状と薬のいたちごっこで、治らない情況にどんどん嵌《はま》っていくのだ。そしてやがて半年ぐらいで破綻《はたん》を来《きた》す。

ステロイドは酸化物として体内に残るので交感神経緊張状態になり、頻脈になったり、いつも不安感を抱いたり、常に疲れているような体調になってしまうのである。アレルギー症状自体も改善されていないうえに、体調は優れず、ステロイドも効かなくなって一時的な消炎もできなくなる。患者はますます辛《つら》い事態に追い込まれるのだ。

しかし、ここまでいってしまうとステロイド療法から離脱するのが大変なのである。

一度はやめることを決意しても、とてもつらいのでまたステロイドに頼ってしまう。やっかいなことには、再び薬を使いはじめると、ステロイド療法を中止していた期間に比例するように効果が現われ、一時的に症状が改善されるのである。それで患者はステロイド療法からなかなか離脱できない。しかし根本的な体のしくみを理解していない安易な対症療法は避けなければならない。

大切なのは、赤く腫れ上がったのは、何か変なものが体に入ったせいだと知ることなのである。それを体は外に出そうとしているのだと。若いお母さんたちに心のゆとりがないと、症状のひどさに驚き、うろたえてしまう。親になんとかしてくれと詰め寄られた医師も、目の前の症状だけを捉《とら》えて、つい強い薬を処方してしまう。やはり現代医療は破綻を来しているのだ。患者の側も賢くならなければいけない。

もし全身が赤く腫れてしまったら、例えば、それまでと違う風呂に入っていないかどうか、下痢をしてしまったら、ふつうよりも早く離乳食を試していないかどうかなど、症状が出る前の情況を振り返ってみる必要がある。必ず、今まで子どもが経験したことのない異物に接しているはずなのだ。

それが突き止められれば、例えば、塩素に反応していたのなら、カルキ抜きの水を風呂上がりに浴びればいいのである。今はカルキ抜きの水を売っているし、水道水から塩素を除去する器具もあるので、塩素の入らない水で、最後に刺激物を洗い流せばいい。風呂の塩素は大人が一人入浴すれば中和されるので、お父さんに先に入ってもらってもいいかもしれない。

下痢の場合は、たいていは離乳食に異種タンパクが入っている。最近は、離乳食をあまりにも早く始める傾向がある。早く栄養をつけさせたいと思ったり、成長が遅れたら大変だと思って、離乳食の時期を早める。植物性の離乳食でも、微量のタンパク質は入っているので、刺激になることがある。一般に野菜や果物の離乳食はアレルギーを引き起こす力はほとんどないが、卵や魚では強く出ることがあるので、離乳食はなるべく遅く、十ヶ月以降ぐらいにしておいたほうが無難である。腸管の消化吸収機能が完成されないうちに異種タンパクが入ると、食物性アレルギーが生み出されてしまう。やはり初めは抗原性のない離乳食にしておいたほうがよい。また成長の度合いは遺伝子に支配されているので、離乳食をいつ始めるかといったことに左右されるものではない。

子どもにアレルギー症状が出て、うろたえたお母さんが病院に駆け込んだ場合、医者がのんびり構えていると、大変な事態なのに、なぜ真剣に対応してくれないのかと詰め寄られることがあるかもしれない。しかし、この件に関しては、本当は何もしない医者がいいのだ。

炎症には、急性期、極期、消退期があるので、一度起こった炎症は、必ずそのステップを踏まなければならない。だから、発赤が出て病院に駆け込んできたら、その原因を突き止め、その症状についてきちんと説明して、それが治まるまで待ってあげることができる小児科医を選べばいいのである。ここが、いい医者かどうかを判断するポイントだと思う。

皮膚科の医師にも、ステロイドの危険性をよく知っている人たちがいる。なかなか治らない患者が、そういう医師たちの病院に移って、ステロイドから離脱してようやく治るということが多い。

子どもというのは治癒力が強いので、ステロイドを一ヶ月や二ヶ月使っていたとしても、薬をやめれば、すぐに治るからそれほど心配することはない。いつまでも使っていないで、これはシーソーゲームに入ってしまったから、ステロイドによる対症療法を続けていてもしかたがないと気がつかなければいけないのである。アトピー疾患がなかなか治らなかったら、アトピー情報センター（http://www.atopy.gr.jp/home/index.asp)、アトピー・ステロイド情報センター（http://atopy.info）などに相談してみる方法もある。ステロイドを使わずに治療している医師のリストも載っている。

ただし、気をつけなればならないのは、アレルギー症状が急激に出てしまう場合である。副交感神経優位体質だと、嫌なものが入ってきたときに排泄しようとする副交感神経反射が強く出て、ショックを起こすことがある。専門的にはアナフィラキシー・ショックという。ある抗原に対してすでに抗体が出来ている場合に、その抗原が重ねて侵入してきたときに起こるもので、一番多いのは薬物によるものだ。ペニシリンやアスピリンなどで起こる。また血清を治療に使った場合の二回目、あるいはクラゲやハチなどに二度目に刺されたときに起こる。そういうときは血圧を上げる治療をすればよい。呼吸気道を確保して、血圧を上げれば、三十分もすれば回復する。ショックを起こしたら慌てずに、呼吸気道を確保して、救急車が来るのを待てばよい。

リンパ球過剰体質にならないために

現在の子育ては、いろいろな面で過保護なのではなかろうか。生まれて数日のうちから、過保護はもう始まっている。今のお母さんたちは、赤ちゃんが泣いたら、すぐに抱いてあやしていないだろうか。昔は、子どもの数も多かったし、親は野良《のら》仕事などで外にいたから、すぐに構うことができず、放っておいた。放っておかれるから、赤ちゃんは泣き疲れるまで泣いていた。

何を言わんとしているかというと、つまり、抱っこをし過ぎるのも過保護なのである。気づかないうちにすでに過保護が始まっているのだ。ギャーッと泣いている間は、交感神経がひどく緊張している。子どもはもともとリンパ球体質であるが、ときどき泣いたりすることで、交感神経緊張状態になることができるのである。

もう少し成長して、歩けるようになったら、今度は食事の与えすぎと運動不足に気をつけ、あとはある程度日光に当たることを心がけるべきである。体をどんどん使うことがリンパ球体質にならないコツである。

リンパ球体質に固定してしまうと、アトピー性皮膚炎や気管支ぜんそく、カタル性鼻炎になりやすい。特にアトピー性皮膚炎の場合は、ステロイドの副作用を軽視することによってほとんどが破綻を来している。やはり消炎作用がすぐに効くので、いい薬のように思われてしまうのだ。しかし繰り返し述べたように、アレルギー症状は異物を外に出そうという治癒反射なので、やみくもに症状を止めてはいけない。アトピー性皮膚炎は、症状自体がそのまま行き着くところまで行くのを待って、アレルギーに過剰反応してしまうリンパ球体質を、体を鍛えることによって治すべきなのである。

それは気管支ぜんそくについても同じである。気管支ぜんそくは、アトピー性皮膚

子どものぜんそく症例の発作時と治癒時の白血球分画の変化

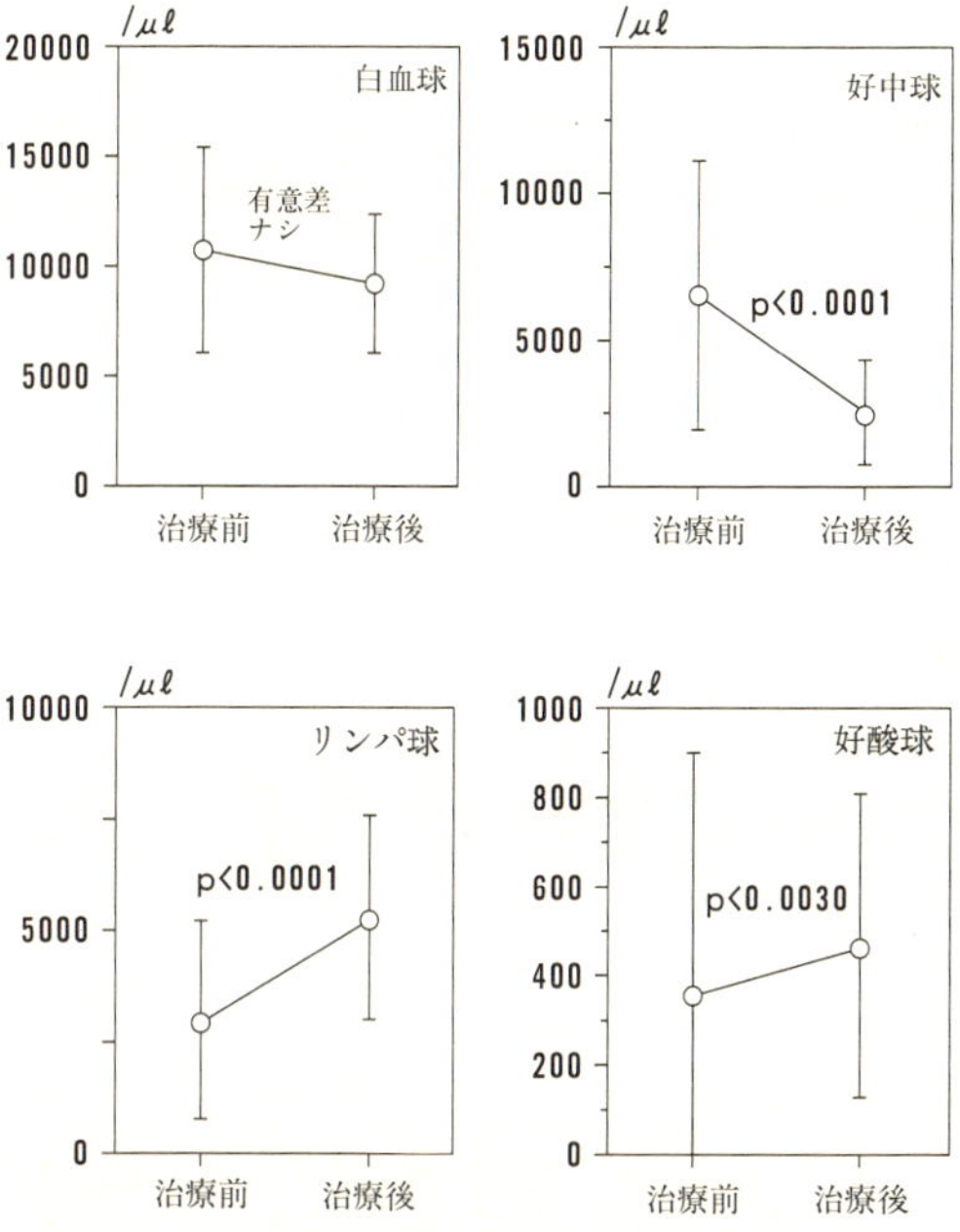

患者数=51
Wilcoxon test

炎とは全く違った症状だけれども、やはり副交感神経反射である。気道の平滑筋の収縮が副交感神経支配に入っているので、家ゴミやダニなどのいろいろな抗原が体に入ってこようとするときに、なるべく外に出そうと強い呼気をする。吸い込んだ勢いでバーッと息を吐くために起こるのである。

結局これも身を守るための反射なのだが、それが強く起こり過ぎるからつらいのだ。副交感神経反射である証拠に、気管支ぜんそくは必ず真夜中に起こる。いわゆる丑三《うしみ》つ時《どき》がピークだったりするのである。ぐっすり眠り込むと、副交感神経優位になる。

お母さんたちが「子どもも、眠ったな」と安心したころに発症するのである。

アトピー性皮膚炎も、かゆくなるのは、外で遊んできて、家でゆっくりしたとき、あるいは学校から帰ってのんびりしているとき、夜ふとんに入って体が温まったときなどである。

気管支ぜんそくには、アレルギー疾患のところでも述べたように、乾布摩擦が効果的である。乾布摩擦をすれば、二〜三週間のうちに治ることもめずらしくない。

アトピー性皮膚炎の場合は、発疹の出ている場所は擦《こす》ると傷ついてしまうので、出ていないところの乾布摩擦をやればよい。アトピー性皮膚炎を止めるには、冷たいシャワーや冷たい空気にさらすことも効果がある。寒冷刺激によって、体が副交感神経優位から交感神経優位に変わるので、すぐに止まるのだ。かゆいところを掻《か》くとかゆみが止まるのも、刺激になっているからである。だから、ぜったいに掻いてはいけないと決めつけてしまうのも必ずしもよいことではない。かゆいのに掻けないとつらいから、それがストレスになってしまう。だから、耐えられないほどかゆかったら、ある程度は掻く。皮膚を傷つけてしまうほど、かゆみがとまらなかったら、冷たい水をかけたり、冷たい空気に皮膚をさらしてみる。

気管支ぜんそくも、冷たいシャワーを浴びたり、冬だったら窓を開けるだけで、一分以内に治まるだろう。病院に行く必要は全くないのだ。あとは、日中に体を鍛えればいい。発作が起こるのは夜なのだから。

カタル性鼻炎になって、いつも鼻水を流している子もいるが、これはアレルギーが鼻に表れている症状なので、アトピー性皮膚炎や気管支ぜんそくの場合と治療法は全く同じである。

登校拒否になるのはどんな子どもか

ストレスに対して過敏な子どもは、学校に行くと嫌なことがあるのではないかとイメージするだけで、それ自体がストレスになってしまう。そうすると、体はストレスを排除するために、副交感神経反射を起こす。それで、消化器系が反応して下痢や腹痛が起こるわけである。

なかには、吐き気を催す子どももいるかもしれない。それは、私たちの体は、ある程度のストレスならば、飲み込んだあとで排泄《はいせつ》する反射を起こすが、あまりにも強いストレスを受けると、とにかくたちどころに出さなければいけないということで吐き気を催すのだ。下痢と吐き気の違いはストレスの強弱によるのである。

消化器系以外では、空咳《からせき》をする子どももいる。大人でもそうであるが、嫌なことがあると、風邪をひいていないのに、咳が出る。

これらについて、その症状だけに注目して治療しようとするのではなく、なぜ学校に行きたくないのか。学校にどんなストレスがあるのかを聞き出さなければ解決できない。そして、学校に行くぐらいのストレスには負けないような体づくりや精神づくりが必要である。

その両面で臨まなければ、登校拒否は治すことはできない。しかし、お母さんたちはうろたえて、子どもと一緒に悩んでしまうことが多い。「どうしてこんな子になってしまったのか」と、くよくよ考える。ところが、そうやって嘆き悲しんでいる親の姿を見ることが、子どもにとっては、非常なストレスになる。子どもにとって、不安な親を見るということは想像以上に強いストレスになるのである。アレルギー体質は長寿の楽しみがありこそすれ、悲しむことはなにもないのだ。

お母さんが落ち着いて、こういった体の反応を説明してあげれば、子どもも安心する。「そういえば、このごろ変なヤツにいじめられて怖いんだ」といったような、はっきりした理由があることもあるだろうし、あるいは、外で遊ばずにコンピューターゲームばかりやっていて、体を鍛えていないなど、生活習慣的なことで思いあたることもあるだろう。ここでも日常の生活を振り返ってみることが大切なのである。

また登校拒否などの形で発現するのではなく、キレてしまう子どももいる。どちらかというと登校拒否は本人にとって不快なことが自閉的な行動となって現れた結果であるのに対して、「キレる」という行為は外に対して攻撃的になることによって現れたものである。どちらが現れるかは、本人の性格によるが、どちらにしても自分ではコントロールできないようなストレスを抱えていることが原因である。

いずれにしろ解決策は、ストレスの実体を親や教師が把握し、何が引き金になっているのかを本人にも自覚させ、本人が納得したうえで、その状態を自己コントロールできるようにトレーニングすることである。

ネフローゼについて

ネフローゼは、腎臓《じんぞう》の障害によって血管から尿へタンパク質が漏出することによって起こる。むくみや疲労感のある子どもが、病院で検査を受けて診断がつく。タンパク尿があり、血中のアルブミン値が低下している。その原因は不明とされ、ステロイドによる対症療法が行なわれてきた。

しかし、「白血球の自律神経支配」の法則で考えれば、この原因に辿《たど》りつくことができる。私たちはストレスが強く起こると、いろいろの進化した細胞群が進化をやめ先祖返りする。たとえば、肝細胞は脂肪肝となるし、胃の細胞は腸上皮化生を起こす。

この理由は前にも述べたように、私たちは進化して恒温動物になる前、変温動物の時代までは肝臓で脂肪を貯《たくわ》えていたためであり（魚の肝臓は脂《あぶら》で軟らかい）、胃はそもそも腸から派生してきたものだからである。

私たちの血管は血液細胞（原始マクロファージ）から進化している。このため血液と心臓はあっても、血管はないという時代を経てきている。そして私たちの血管内皮細胞は、今でも貪食《どんしょく》機能を保有していて異物を飲み込む作用を顕わす。血球を効率よく末梢《まっしょう》組織に送るために、血球自らが管《くだ》になったのが血管なのである。

このため強いストレスが加わると血管内皮細胞が管であることをやめ、そこからタ

ネフローゼの発症メカニズムと治療

1.血管内皮細胞はマクロファージから進化

2.ストレスがあると血管は管《くだ》であることをやめる

3.タンパク質の尿への漏出

発症ストレス：激しい遊び、運動、精神的ストレス
リンパ球の多い子が過敏

治療：強い水分制限をしない、利尿剤を使わない
（脱水によるストレスが加わる）

ンパク質や、時には赤血球などが尿に漏出してくるのである。

こうした血管のストレス反応は、子どものネフローゼのほか、成人の過労による脳動脈瘤《りゅう》形成やその破裂（くも膜下出血となる）とも関係している。

ネフローゼになる子どもの具体的なストレスとしては、激しい遊び、激しいスポーツ、精神的なストレスなどである。治療に入る前に、ストレスの内容をしっかり聞き出し、安心させることが大切である。三、四日以内にタンパク尿は消失し、その後しだいに血中アルブミンも上昇してくる。

このとき大切なのは、水分制限をしないことと、利尿剤を使わないことである。脱水状態になると血液の粘性が上昇し、交感神経緊張が上乗せされる。ストレスの上乗せは血流障害、顆粒球増多も招き、タンパク尿も悪化する。

ステロイドの作用は生体反応の低下による消炎で、治癒に逆行する消炎なので、使用しないで数日我慢して様子をみる。するとほとんどの症例で、自然に治癒が得られる。すでにステロイドを使用し維持療法に入っている場合でも、離脱の努力は必要である。

ストレス→交感神経緊張→血流障害→血管内皮細胞の先祖返り→血液成分の漏出、という法則を知ってほしい。この認識があれば、難病から脱却できる。

また、程度は軽いが起立性タンパク尿も同じメカニズムで発症する。突然起立することは、交感神経緊張を引き起こすからである。ネフローゼや起立性タンパク尿になりやすい子は、リンパ球の多い子どもである。ストレスに過敏に反応してしまうのである。ふだんから体を鍛えておき、リンパ球過剰体質から脱却しておくことが大切である。

第六章　健康法について考える

それぞれの病気や症状について、自律神経支配の世界から細かく見てきたが、この章では、日常生活を送るうえでどんな点に気をつければよいのか、具体的に解説してみよう。

自律神経について

これまで述べてきたように、組織障害の病気は交感神経過剰で起こり、アレルギー疾患は副交感神経過剰で起こる。交感神経過剰では顆粒球増多《かりゅうきゅう》、副交感神経過剰ではリンパ球増多になる。私たちが健康でいるためには、やはり、どちらかに傾くのではなく、その中間がいいわけである。中間といっても、ふつう私たちは日中活動して、夜間は休むというリズムで生活しているわけだから、単に真ん中というのではなくて、交感神経と副交感神経の活性化をバランスよくさせることが大切である。大切なのはリズムである。

不眠症のところでも述べたが、日中に活動して、ある程度疲れておかないと、夜になってもエネルギーが余っていて眠れない。反対に、日中興奮しすぎても、それを引きずってしまって夜になってもよく眠れない。不眠にはこの二つのタイプがある。いずれにしても、眠れなければ健康を害する。やはり自律神経のバランス、日中は交感神経緊張、夜間は副交感神経優位というリズムをいかにきちんと保っていくかが問題なのである。

しかし、毎日、年がら年中、このバランスのことばかり考えて生活するというのも、いかがなものであろうか。毎日が平板になってしまうだろうし、人生が味けないものになってしまうのではなかろうか。常に無理をしている人たちを弁護するわけではないが、ふだんの生活でこのバランスを心がけていれば、一、二週間のうちで、無理をしたりハメを外したりすることが一日ぐらいあっても、そのリズムのなかで十分に吸収できると思う。

それに、徹底してバランスのことばかり気にしていると、いざというときに無理がまったく利《き》かない、融通の利かない体になってしまうだろう。これは私自身の自己弁護という面もおおいにあるのだが。

呼吸法は無意識の世界への窓口

筑波《つくば》技術短期大学という新しい国立大学の学長（当時）の西條一止《にしじょうかずし》先生が、自律神経の研究をしているうちに面白いことを解明した。呼吸は吸うときが交感神経緊張で、吐くときが副交感神経優位になっているというのである。最近、ゆっくり吐き出す呼吸法が体に良いと言われているが、それは副交感神経優位を維持する呼吸法なのである。

私たちはつらいことがあると、無意識のうちに背中が丸まってしまう。この状態では、常に肺の中の肺胞が開かないままになっているので呼吸が速く、浅くなる。ここから逃れるには、空気を胸いっぱいに吸って肺胞を全部使用する必要がある。酸素をたくさん吸うことによって、交感神経が緊張状態になり目が覚めるという感じであろうか。肺の細胞が全部刺激されるわけである。

深呼吸して目いっぱい酸素を吸って吐き出すと、結局は酸素過剰になる。酸素過剰になると、これは交感神経過剰なので、今度はリラックスしようとして、呼吸を遅くして酸素過剰から逃れようという反射が必ず起こる。こうしてゆっくり吐き出すことで、リラックスの体調もつくれるのである。副交感神経優位になれば、血圧も下がるし、消化器機能も働く。そういう副交感神経支配が健康にプラスに働く。ヨガもそうであるが、丹田《たんでん》呼吸法とか西野流などたくさんの呼吸法が紹介されているのは、呼吸が自律神経に及ぼす影響がとても大きいからだろう。

ふだん私たちは、呼吸というのは無意識の世界のことと思っている。たしかに呼吸自体は自律神経支配である。しかし呼吸は意識して変えられる。つまり、呼吸法は、私たちが自律神経に働きかける窓口なのである。意識の世界が無意識の世界に働きかける窓口なのだ。そこに、呼吸法が健康法となりうる理由があるのだ。これはとても重要なことである。

ところで、過呼吸（過換気）症候群という病気があるが、過呼吸症候群は呼吸があえぐように速くなる。そして、酸素過剰になって、血液のpH《ペーハー》も正常の範囲を超えてアルカリ性になる。血液の二酸化炭素量の異常な低下によって、呼吸性アルカローシスとなり神経筋伝達が過剰に起こり、痙攣《けいれん》が起きる。

周りで見ている人にとっては、過呼吸の後の痙攣はとても恐ろしい。ところが、その痙攣が起こることによって発作は治まるのである。つまり、過剰なエネルギーが痙攣によって消費されるので、発作はストンと治まるのだ。これは一つのサイクルともいえるものなのである。

過呼吸症候群を起こした場合には、袋を使って口に当て酸素のとり過ぎを防ぎなさいというが、この症状はそもそも心配や不安などが原因で、息が苦しくて浅く速くなっているのである。だから発作の最中《さなか》に袋を使わせようとしても、苦しがって受けつけない。痙攣を起こしている人を目の前にして、なにも手当てをしないでただ見ているというのは、とてもつらいことであるが、発作によって、過剰に取り入れた酸素を消費させて治まるのだから、行き着くところまで行かせるのがベストなのである。

以前私の知り合いが、ときどきこの発作を起こしていたのだが、私が、「あ、またなったな。そのうち発作止まるよね」などといいながら放っておいたら、とても怒った。薄情だといって。ところが、そのことがあってから発作を起こさなくなったのである。このケースのように、同情してもらいたいという深層心理から、過呼吸症候群になる場合もある。

一般に呼吸には、胸式呼吸と腹式呼吸があるが、胸式呼吸は肋間筋《ろっかんきん》による肋骨の運動によって行なわれ、腹式呼吸は横隔膜の伸縮によって行なわれる。どちらがよいということはなくて、私は両方やったほうがよいと思う。腕を上げると胸郭が開く。すると胸いっぱいに酸素が入る。肺の上部は胸郭で支配されているけれども、下部は横隔膜で支配されている。だから、私は両方やった方がよいと思う。

例えばラジオ体操などで「胸いっぱい息を吸いましょう」というときは、上部の胸郭を広げて吸っているわけだから胸式呼吸である。日本的な呼吸法でやるのは、「お腹《なか》で呼吸しましょう」という腹式呼吸である。腹式呼吸というのは、どちらかというと、物静かで落ち着いた気持ちになる。胸式呼吸は、腕を上げたり広げたりして胸郭が開くので、攻撃的な状態になる。ヨーロッパの人たちが狩猟する体調などをつくるときに行なったのではないかと思う。私たち日本人は、狩猟というよりも、農耕したり瞑想《めいそう》したりする世界に暮らしていたから、腹式呼吸を行なってきたのだろう。

また肩こりのところでも述べたように、口呼吸は扁桃腺《へんとうせん》を刺激するので、鼻呼吸を心がけるべきである。

何を食べればよいのか

糖質・タンパク質・脂質の三大栄養素とビタミンのほかに、栄養にならないものも私たちの健康を維持するのには必要である。最近では、キノコや海藻などが注目されている。キノコ類には多糖類の一種であるβ《ベータ》グルカンが、海藻にはフコイダンやカラゲナンなどが含まれている。両者とも私たちの持っている消化酵素では消化できない多糖類である。βグルカンは直接B細胞を活性化することも分っている。

その他には機能性食品がある。漢方薬や、霊芝《れいし》などに代表されるような、独特の苦味のあるものや味の悪いものも薬になる。このような、いわゆる嫌な味のものが体に入ると、体は不快なものを外に出そうとして、排泄《はいせつ》反射を促す。食事として摂取する必要のあるのは、直接栄養になるもの、間接的に消化機能を高めるもので、あとは苦味や酸味の強い、少量の嫌なものを摂ることによって、排泄反射、副交感神経反射を促す。それらをうまく組み合わせることによって、消化管を動かし便秘を解消すればよいのである。

苦味のある食べ物とは、たとえばアロエなどであり、酸味の強いものの代表は酢である。またワサビやカラシ、ショウガなどの薬味を摂《と》ることも効果がある。

しかし体によいからといって、摂り過ぎは禁物である。食物繊維を摂り過ぎてしまうと、消化器官がギブアップして働かなくなってしまい、逆に便秘になる。何事も適量を心がけることが大切だが、そんな場合には、酢の物や漢方薬などで消化管の働きを刺激すれば、蠕動《ぜんどう》運動が起こって正常に戻すことができる。

また食事については、民族それぞれに固有の歴史がある。例えばイスラム教を信仰する民族は、ブタ肉を食べないしアルコールも飲まない。民族によって食べ物に偏《かたよ》りがあることについては、基本的にはそういう規制によって、その民族が生き延びてきた背景があるのだと思う。

アルコールの禁止についていえば、そういう地域は暑くて砂漠も多い。当然水が少ない。だからアルコールを多量に飲むことは危険なのである。適量のアルコールは体を副交感神経優位にしてリラックスさせるが、度を越すと体を交感神経優位の緊張状態にしてしまうので喉《のど》が渇く。二日酔いがその典型である。いくら水を飲んでも喉が渇いて仕方がない。過剰なアルコール摂取は脱水症状を招き、最悪の場合は死に至ることさえある。日本のように水資源に恵まれ、井戸を掘れば水が湧《わ》き、道のすぐそばに湧き水があるような土地なら、いくらアルコールを飲んでも、脱水症状を治すことができる。イスラム教のアルコール禁止にはそういう意味もあるのだ。

ブタ肉を食べない理由については、興味深い話がある。ブタは草食動物ではないから、草を食べているだけでは生きられない。つまり、人間と同じようなものを食べている。いわば、ぜいたくな動物である。そして、人間と食べ物が競合するから、食べ物が非常に少ない場所では、ブタではなく、草食動物であるヤギや牛などを飼った方がよいのだそうだ。ヤギは枯れ草でも育つ。だから一番効率がよくて、ずっと昔から飼われていた。牛は人々の暮らしがもう少しぜいたくになってから飼われるようになった。たくさん食べ物があるところ、余りものが出るようになって、養豚は行なわれるようになったというのである。

こういった食文化の偏りには、それぞれの民族の歩んできた歴史がある。だから、それをあまり急に変えることには問題があると思う。日本人はどちらかといえば植物中心の食事を続けてきた。日本人の穏やかな性格には、それに合った食事というものがあるだろう。しかし、ご飯と野菜ばかり食べていては元気がなくなってきて、いざというときに力が出ない。大事を成し遂げられないひ弱な人間になってしまう。魚を摂らなければならない。そして、たまには肉も食べて、元気をつけることも必要だろう。

また最近はサプリメントが話題になっているが、私は自然志向なので、ビタミンやミネラルは普通の食事から摂取すべきだと思う。何らかの病気で、たとえば亜鉛や鉄が欠乏しているという状態になった場合に、サプリメントに頼ればよいのだ。自然食品から得たサプリメントなら、気にせず毎日摂取できる。続けることは、健康を意識することなのでプラスに働く。

入浴は日本が誇る健康法

入浴ほど血行を良くさせるものはない。だから、健康法としては非常に効果がある。日本人は浴槽でお湯に浸《つ》かるが、ヨーロッパのかなりの地域では、サウナなどで汗を流す。どちらも結果的に血行が良くなるのは同じだが、やはり民族によって入浴法にはかなりの違いがある。

最近よくいわれている「半身浴」は、体力にゆとりのない人たちには、よい入浴法だと思う。健康に問題のない元気な人たちは、四〇度から四二度くらいの熱いお湯に全身浴で入ってもかまわないと思うが、熱いお湯に入ると、健康な人でも、入浴後はそれなりに疲れる。入浴は、意外に体力を消耗するものなのである。体力がなくて高温に適応できない人たちは、低温のお湯にならざるを得ないが、三八、九度の低温でもゆっくり入っていれば、汗が出てくる。病気がちの人たちは、負担がかからない程度の低温のお湯に入ればよい。

交感神経に偏った形で病気が起こっている人には、血行を良くすることは有効であるし、副交感神経に偏った、いわゆるリンパ球過剰の人たちのアレルギー症状をとるためにも、血行は良くしたほうがよい。血行が良くなれば、炎症が早く極期を迎えて消退期に入るためである。血行不全の極限にむくみがある。利尿剤は脱水作用があるので避けるべきである。血行が良くなれば、むくみはとれる。

逆に、リンパ球自体を減らし、副交感神経過剰を軽減するためには、湯上りに水をかけて刺激することも効果がある。しかし、水をかけるという刺激自体が気管支ぜんそくを発症する危険性があるし、アスピリンぜんそくや紫外線ぜんそく、そのほかの心理的なストレスぜんそく、寒冷ぜんそく、蕁麻疹《じんましん》などのアレルギーの引き金になることもあるので、そういう危険性がある場合には注意が必要である。強い刺激がきても大丈夫なように、体を徐々にならしていくのがよいだろう。

現代の日本人には、副交感神経優位で起こる病気も多いが、病気になってしまっているのは、圧倒的に交感神経過剰の人たちである。七対三ぐらいの比率ではないだろうか。病名でいえば、胃潰瘍《いかいよう》や潰瘍性大腸炎、あとは高血圧、糖尿病などであるが、そういう人たちは、血行を良くした後にことさら水を浴びるなどして、せっかく良くなった血行を抑える必要はないと思う。

今のところは健康体で、まだ破綻《はたん》を来《きた》していない人というと、今の日本では、副交感神経優位の人が多いと思う。六対四ぐらいの比率だろうか。この場合は、やはり体を鍛えておくことが大切だから、水をかぶったり冷たいシャワーを浴びて刺激を与えることは有効である。私は毎日行なっているが、水浴び自体はストレスであるから、最初は足先に水をかけるようなことから始めるのがいいだろう。

体操と散歩

入浴は血行によいが、それはいわば受け身の健康法である。しかし、体操と散歩をすれば、筋肉や関節を使うことによって血行が良くなるし、一過性ではなく、その組織を鍛錬するという意味合いもあるので、体操と散歩の習慣をつけることはとてもよいと思う。私たちの体は使わないと廃用性萎縮《いしゅく》がきて筋力が低下するので、日常的に体操をして、ふだん使わない筋肉をきちんと使う。散歩をして足や腰の筋肉を使う。散歩をする時間帯は本当は日中がいいのだが、勤めている場合は無理であろうから、できる範囲で行なえばいい。

ただし、散歩では意外に決まった筋肉しか使われないので、腰痛《ようつう》の予防を目的とするのなら、先に述べたように、上体を左右に揺するような軽い体操がいい。ゆっくりストレッチを行なうのもいいだろう。これは、腰にとても負担がかかるので、徐々に体を慣らしながら行なうことが大切である。

運動が体にいいからといって、やりすぎるのは禁物である。私の知り合いにも、週に三回もスポーツジムに通っているのに、前立腺ガンになってしまったと訴えてきた人がいる。健康に人一倍気を遣い、スポーツが大好きな人の、五人に一人くらいはこういう人である。過度の運動は却《かえ》ってストレスになり、交感神経緊張状態を作ってしまうのだ。いってみれば、スポーツのやりすぎは重労働と同じなのだ。

鍼灸《しんきゅう》と漢方薬はどうして効くのか

鍼灸は、痛みや熱さを外に排泄しようという副交感神経反射を誘発して血行を良くする。副交感神経は、消化器機能と排泄機能も支配しているので、この反射によって総合的に健康になるということであろうか。最終的にはリンパ球の数値も上がってくる。

鍼灸の特徴としては、リンパ球に偏り過ぎた人たちには、鍼灸がそのままストレスとして交感神経刺激となって、自律神経のバランスが正常化する。つまり、単に交感神経緊張状態になった人を正常に戻すだけではなくて、副交感神経過剰になった人にも効く。ここに、東洋医学で鍼灸が長い間用いられてきた秘密があるのだと思う。

漢方薬の場合は、食事のところでも述べたように、苦味のある食べ物や、酢やアルコールなど栄養にならない酸化物を少量摂《と》ることと同じ効果があるのだ。これらによって、体の役に立たないものを外に出そうとする副交感神経反射を誘発させるのである。副交感神経反射は、体の部位によっていろいろな反応を起こす。嘔吐《おうと》や咳《せき》、下痢も有害なものを体の外に出そうとする排泄反射であるし、発熱やほてりもそうである。

鍼治療による白血球変化

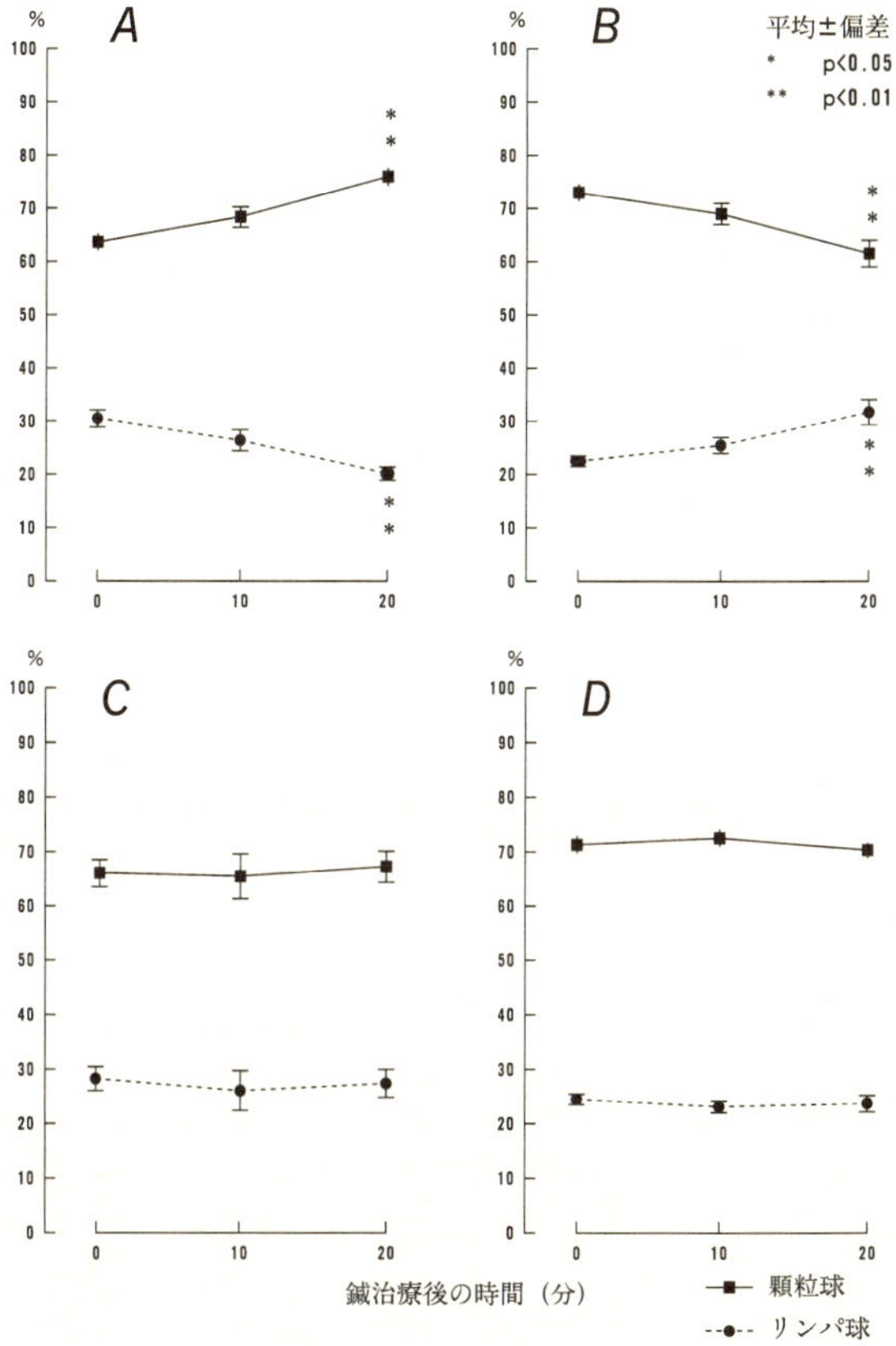

A＝リンパ球の多い人　B＝リンパ球の少ない人　C・D＝正常値の人

だから、漢方薬にもいろいろな種類がある。たとえば小柴胡湯《しょうさいことう》、十全大補湯《じゅうぜんたいほとう》、黄耆建《おうぎけん》中湯《ちゅうとう》などがよく用いられるが、それらの薬が、どの部位に、どういう病気に効くのかについての知識は、どこに強く副交感神経反射が表れているのかを経験的に知ることによって培《つちか》われてきたのである。

漢方薬を体系的に分類すれば、膨大なものになってしまうが、漢方による治療の基本は体にとって嫌なものを排泄しようという副交感神経反射である。このしくみが解明されたことによって、漢方の全体像がすっきりと明らかになったのだ。

これまで漢方薬の有効性は経験によって積み重ねられてきたが、それだけでは足りないとして、実際に患者に使ってみて効いたかどうかを、西洋医学的な疫学調査などを治験という形で行ない、この二本立てで研究するようになった。しかし、漢方の根本を捉《とら》えた、私のような考え方は出てこなかったのである。こうした考えは自律神経の研究をしてきたからこそ生まれたものなのだ。

マッサージと指圧で心地良い刺激

マッサージは皮膚を刺激して血行を良くし、指圧は経穴《ツボ》を圧迫して血行を良くする。どちらにしても、最終的に血行が良くなるのは、副交感神経刺激につながるためである。その結果として、便秘の人は便通が良くなったり、出にくかった尿が出て体の調子が良くなったりするなどの、いろいろな効果が現れる。それでマッサージや指圧には根強い人気があるのだろう。鍼《はり》は専門家にやってもらわなければならないし、方法を間違えると危険である。また、漢方薬の分類なども専門家以外にはなかなか分らないが、マッサージと指圧は比較的学びやすいし、覚えやすく、自分でできることも多い。

誰でも日常的にできるマッサージに「爪《つめ》もみ」がある。手や足の爪は神経や血管が集中しているところなので、手や足の爪先をもむだけでも鍼の半分ぐらいの刺激を与えられる。

姿勢はとても大切

健康を維持するうえで姿勢はとても大切なものだが、骨や関節を支える筋肉がないと、良い姿勢は保てない。筋力がないと姿勢は保てないのである。逆にいえば、姿勢がいいのは筋力がある人なのだ。往々にして、姿勢について間違えやすいのは、ちゃんと背筋を伸ばしているかどうかといったことではなくて、筋力があって支えているかどうかなのである。例えば、狂言師や体操の選手などはみんな姿勢がいい。私たちは、筋力がつけば必ず姿勢は良くなるのである。

無理な体勢で良い姿勢をつくるのではなくて、筋力をつけることが大切なのだ。そして、筋肉がついて体を支えていれば、その巻き添えで骨も関節も丈夫になる。筋肉と骨と関節は同じ血管支配なのである。

骨の中には骨髄があって、私たちの体を流れるすべての血球の補給をしている。筋肉がついて骨が丈夫になれば、関節も滑らかになって伸び伸びと働くようになる。こういう経緯で、姿勢は健康の基本となるのである。

そこで、姿勢を良くするためには筋力を鍛えなければならない。年齢を重ねても、筋力は鍛えれば、それ相応につくものなのである。七十歳になった人が、自分はもう年だからと思って鍛えるのをやめてしまったら、体はそのまま弱る一方である。八十歳になっても、九十歳になっても、いつまでも精神と体を鍛え続けるかどうかによって、生き続ける長さが決定されるのだ。このときに、必ず姿勢の良し悪《あ》しが問題になるわけである。それは、体を支える筋力がまだあるかどうかというポイントにつながるからである。

悪いストレスと良いストレス

ストレスには、精神的なストレスと肉体的なストレスがある。ストレスで破綻を来すような強いものは、精神的なものであれ肉体的なものであれ、問題である。いわば、悪いストレスといえる。しかし、ストレスを感じた後の休息が心地よく、疲れが残らないというようなものであれば、それは良いストレスといえるだろう。

私たち人間は、進化の過程で相当につらい目に遭って、それでもバランスをとって生き延びてきた。食料を捜す、危険な野生動物に遭遇する、天変地異など、日常的にかなりのストレスを受け、それに適応する形で進化してきたのである。だから、今でもある程度のストレスがなければバランスがとれないともいえる。全くストレスがなかったら、ただただのんべんだらりとしてしまう。私は、進化の過程で常に受けていたと思われる程度のストレスは、今でも受けるべきだと思う。

ストレスの強さ、弱さは、進化のなかで人間がさまざまの体験を経て身につけるに至った耐久力に関わってくる問題だと思うが、人間がその許容範囲を超えたストレスを受けつづけると、やはり破綻を来してしまうのだろう。

例えば、子どものころに誰しも経験したと思うが、暗闇《くらやみ》に対する恐怖感は物凄《ものすご》いものがある。今はどこでも電気がついていて明るいので、暗闇の恐怖を忘れてしまっているが、野生動物として生きていたころの人類は、そういった本能的な恐怖を経験しながら進化し、成長してきたのだ。地震に遭う、火事に見舞われるといったストレスもあっただろう。自分がどれほどのストレスなら耐えられるか、人間が野生動物だったころを思い出し、どうやって今に至ったかをイメージしてみることも大切なのかもしれない。

進化した人類は大脳皮質が肥大化して、余計な知識で悩むようになってしまった。これは新しいストレスである。特に家庭や職場での対人関係などで悩むようになった。面白いといっては語弊があるかもしれないが、人間には、自分にいいことがないと他人をいじめる傾向がある。うまくいっているときは他人に対してもやさしいが、うまくいっていないと途端に余裕がなくなって、他人にきつく当たる。私たちはそういう大脳皮質の過剰発達による精神的なストレスに、非常に弱い。

また、ときには逆境に対して闘うばかりではなく、そこから逃げることも必要であろう。許容範囲を超えたストレスに遭遇したら、「もうやっていられない」と開き直る勇気を持つことも大切だ。闘うばかりが人生ではない。考え方がまったく異なり、闘っても利のない相手は、飄々《ひょうひょう》と気楽に受け流して、最後には自分に有利にもっていくという生き方もありうるのだ。

活性酸素とは何か

いろいろな化学反応が起こるとき、酸素が関与したものには、短い間だが、活性酸素が必ずできる。酸素が関与しない化学反応にも、必ずフリーラジカルという形で産生が起こっている。電子がひとつ余っていて陽イオンを吸着できるような不安定な状態、たとえばOH基や塩素イオンなどもフリーラジカルである。活性酸素は酸素のラジカルであり、フリーラジカルは私たちの体の中でつねに発生している。

これはどの細胞でも起こるのだが、面白いことに、顆粒球《かりゅうきゅう》では特に多いのである。それで顆粒球を増やすような交感神経緊張体質が、病気を引き起こすのである。ふつうの細胞がもたらす活性酸素は大したことはないのだが、顆粒球が細菌処理に使う活性酸素は膨大な量である。おそらく、生体の活性酸素の七割は顆粒球がつくっていると思われる。

しかし、また一方に活性酸素を吸着する物質、SOD（スーパーオキシド・ディスムターゼ）という活性酸素を消滅させる酵素が体の中にはある。主として、アメーバ時代の性質を残した細胞であるマクロファージが産生している。マクロファージの分身たちは全身に分布している。ストレスを感じると、あっという間に酵素を作りはじめるのである。

このような体の機能は大切なものであるが、最近では活性酸素を除去することばかりに注目が集まりすぎている。私はちょっと待てといいたい。なぜなら、活性酸素は私たちのエネルギー源にもなっているからである。私たちは、活性酸素によって元気をもらっているという意味合いもあるのだ。活性酸素を一方的に悪者扱いするのはよくない。やはり活性酸素も正常値の範囲内で必要なものなのである。

C型肝炎のインターフェロン治療では、顆粒球が非常に減少する、顆粒球減少症になることが知られているが、そういう人たちは元気がなくなって、ついには自殺を図ったりしてしまうこともある。

活性酸素の除去が健康にいいとなると、徹底的になくそうとするのは問題だろう。物質の中で一方的にいいもの、一方的にいい生体反応などないのである。

検診について

一般論としては、病気は早く見つけるに越したことはないので、検診を受けるのはよいことだろう。しかし、すべての病気について早期治療がいいとは必ずしもいえないのである。

それには二つの理由があって、一つは治療法が完全に確立していない場合、早く見つけたことによって不完全な治療がなされ、それで破綻を来してしまう危険性があるということである。早期発見による早期治療は、手放しで推奨できるものでもないのである。もう一つは、検診の危険性の問題である。集団検診では、少しでも疑わしい症状があれば、広く拾って精密検査をする。特にガンの場合には、ほんの少しでも疑わしいと、すぐに要精密検査になる。

ところが、再検査を通告されたことが非常なストレスになってしまうケースも多いのである。ガンの疑いがあるので精密検査が必要です、という通知が届いたら、皆さんはどう感じるだろうか。そのショックは相当にきついものであることは想像に難くない。

だからあまり熱心に検診を受けるというのも問題なのだ。例えば脳ドックで動脈瘤《りゅう》が見つかった場合、クリップするには、頭蓋骨《ずがいこつ》を開いて脳をかき分けなければならない。そんなことをすれば、必ずそれなりの障害が出るのである。まだ病気にならない前に、危険を冒してそこまでする必要が本当にあるのかどうか、慎重に考える必要があるだろう。

あるいは大腸ポリープがあった場合、レーザーで取ってしまうことがある。ポリープはストレスによる血流障害である。それは、ある意味ではガンに移行するかもしれない危険なものではあるが、それを安易に取ってしまうというのも、また危険なのである。悪いものは取ってしまえばいいというのは、なぜポリープができたのか、その原因を考察する機会を持つことのない処置だからである。ポリープを取る、早期ガンを摘出するというときに、そこまで考慮したうえで手術をしているのかどうか。どうしてそういう状態に至ったかについてまで考えたうえで決断したのならばいいが、それを無視してただ手術するというのでは、手放しに勧められない。ポリープなどは、ストレスのある生活を改善すると、自然に消滅してしまうこともあるのだ。

検診は、健康なときにはあまり熱心にやる必要はないと思う。病気というのは、これまでずっと述べてきたように、偶然に起こるのではなく、その人が無理を続けたことによって、自律神経のバランスが崩れ、交感神経、あるいは副交感神経の過剰反応によって引き起こされるのである。だから病気になるときには、その前に必ず独特の症状が現れる。それは例えば、顔色が悪いとか、疲れやすいといった症状である。そういう症状が出たら、速やかに検査を受けるという心構えでいればよいと思う。取り立てて不調を感じてもいないのに、わざわざ脳ドックに入ったり、二日も三日もかけて隅から隅まで体を調べるような検査は必要ではない。

自分の日常の数値を知っておくために、継続的に血圧を測定したり、顆粒球とリンパ球の数値を測るぐらいの検査、いわゆる健康診断は受けたほうがよいが、なによりも大切なのは、ふだんから自分自身の体に関心を持つことである。自分の平常時の数値を把握していれば、世間一般でいわれている平均値との比較ではなく、自分の健康なときの数値との比較で異常かどうかを判断することができる。つまり日ごろから自分の体調に気を配っておけば、病気の兆候があったときにすぐに気づくことができる。その後速やかに対処すれば症状を重症化させずにすむのである。また、もし病気になってしまった場合でも、医者に頼るばかりではなく、「自分の病気は自分で治す」くらいの意欲を持ちつづけることも大切である。医者と二人三脚で、治すくらいに考えてほしい。実際、半分ぐらいは患者自身の力で治癒するものなのだ。

そもそも老化とは

人間は年齢を重ねるとともに、老廃物の酸化物質によって交感神経緊張状態に偏《かたよ》っていき、顆粒球増多型へと変化していく。そして、その状態が極限までいって一生を終えるということになる。

従って、年齢が高くなればなるほど血圧は高くなり、脈も速くなっていくのは、ある程度、当然のことなのである。昔から血圧については、おおよその目安として、年齢に九〇を加えればいいといわれていたのだが、最近では正常血圧の範囲を年齢に関係なく固定し、この数値から外れると、すぐに降圧剤などの薬を飲むように勧められる。これはどう考えてもおかしい。一二〇の最高血圧、八〇の最低血圧値を、いくつになっても続けることができれば、それは理想的ではあろう。しかし理想と現実は違う。このような数値を維持させるために投薬を続けていると、ますます交感神経が緊張し、脳に血流がいかなくなって早くボケてしまう。降圧剤投与で腎障害になる人が増えていると聞く。ある意味では、医療行為が病をつくっているともいえるのである。

さて、目に見えるかたちでの老化としては、皮膚にできるシミを思い浮かべれば分りやすいと思う。老人性色素斑《はん》、いわゆるシミは、血流障害によって老廃物が血管内を流れず皮膚に溜《た》まったものである。同様に、老廃物が体のあちこちに溜まってしまうのが老化である。髪に栄養を供給する血管に血流障害が起きて、メラニン色素を作る能力がなくなれば髪が白くなる。シミや白髪が気になる程度なら、まだそれほど問題ではないが、脳の血管に溜まってしまうと、脳血栓やアルツハイマー病などを引き起こす。

シミは老廃物であるから、血行を良くすれば進行を止めることができるし、消すこともできる。それこそマッサージで血行を良くしてもいいし、なかには金の棒でこする美容法さえ行なわれている。通信販売などで宣伝されている、金属のローラーで顔をこするとシミが消えるというのもその部類である。

実際に効果があって人々に支持されている民間療法などには、それなりにメカニズムの筋が通っているものも多いのである。金属には錆《さ》びる力があるので、私たちの体の組織に触れると酸素を奪おうとする化学反応が起こる。そして酸素を奪われれば、体の副交感神経反射が起こる。酸素を消費すれば、血行を悪くして交感神経緊張状態となり血管を締めることに繋《つな》がるが、酸素を奪えばその逆で、血行が良くなる。金属の棒で適度にこすってみると、だんだん肌がほてってくる。血行が良くなって皮膚につやが出たり、張りが出てきたりして、やがてシミが消えるわけである。

しかし、副交感神経の過剰反射で、血行が良くなりすぎると、今度はアレルギー症状が発現してしまう。つまり、金属でこすり過ぎるとアレルギー症状が起こってしまうのだ。これがアクセサリーなどに反応してしまう金属アレルギーである。特に体質がリンパ球型に偏っている場合は、過剰反応を起こしやすい。金属アレルギーを起こすのは、たいてい色白でぽっちゃりした人である。色黒の人はあまり起こさない。

繰り返すが、老化とは、生体内の酸化物が、便秘などによって体内に長期にわたって留まってしまったり、あるいは本来は尿や胆汁とともに排泄されるべき老廃物が、血流抑制によって組織に停滞してしまうことによって起こる。だから、血行を良くするように心がければ、老化の進みは遅くなるし、すでに出来てしまったシミなども消える可能性があるのだ。

つまり顔色のいい人たちは、老化が遅い。いつまでも若いといわれるわけである。このように考えてくると、長生きのコツも自《おの》ずと分ってくると思う。

年をとっても免疫能は衰えない

一般に、年齢を重ねると胸腺《きょうせん》が縮まり、免疫能がどんどん減少して死に至ると思われている。しかし、進化の過程で発達した胸腺のT細胞や骨髄のB細胞が老化によって退縮すると、古いタイプの、腸管を取りまく、あるいは腸管から進化派生した肝臓のリンパ球が盛り返してきて、自己抗体を産生して代りを務めるのである。

この機能が過剰に起こると、膠原《こうげん》病のところで説明したように、自己免疫疾患の原因になってしまうのだが、ここではそれがプラスに働き、加齢による免疫能力の低下をカバーするのである。「年をとると、免疫能が落ちる」という認識は間違いなのだ。

現在の免疫学では、進化した胸腺由来のT細胞や骨髄由来のB細胞の免疫システム

免疫能を上げる具体的方法

1.血液循環を良くする法
鍼、漢方薬、呼吸法、笑い
マッサージ、入浴、体操、運動
アルカリイオン水、マイナスイオン吸入、
アロマテラピー

2.腸管の働きを良くする法
不消化多糖（キノコ、海藻、食物繊維）
酢（酢の物、梅干し）
発酵食品（納豆、味噌など）

1、2はいずれも副交感神経刺激
後に、支配下にあるリンパ球が活性化

についてばかり研究されており、自己免疫疾患や細胞内寄生のマラリア感染症など、古い免疫系の働きについてはこれまで見すごされていた。ようやく研究者の間で、その重要性が認知されてきたところなのである。

健康を手に入れる

健康法というときに、誰もがまず考えるのは、体を鍛えるということだろう。何かスポーツをしようとかジョギングをやろうとか、散歩がいいだろうとか、いろいろ思い浮べるだろう。しかし、本当の意味で健康になるためには、体だけではなく、心も同じように鍛えておく必要があるのだ。

例えば、子どもといえども社会と触れ合うようになれば、ストレスを受けるようになるだろう。そんなとき、過剰に反応してしまって、気が滅入《めい》ってしまったり、怒りっぽくなったり、あるいは下痢や腹痛などの身体症状が出てしまっては困るのだ。そうならないためには、ふだんからある程度の精神的なストレスに対応できるようにしておかなければならない。

ではどうすればよいかというと、まず忍耐を知ることである。我慢は心を鍛える。例えば、おもちゃなどを欲しがったり、食べたいものがあったりしても我慢させる。欲しいものが手に入らないとき、泣けばすぐに要求が通ってしまうような家庭環境は、そういう意味では最悪といえるだろう。

子どもの成長にあわせて、親はその子の様子を見ながら、適度に我慢することを学ばせるべきなのである。それによって精神を鍛えるのだ。今の日本は豊かになって欲しいものは何でもすぐに手に入るから、ただでさえ我慢する機会が減っている。さらに少子化で大切に育てられるので、心の鍛え方が足りない。それで、ちょっとしたストレスを受けただけで、それが引き金となって病気が引き起こされるのだ。

現在若い人に多い病気は、潰瘍《かいよう》性大腸炎と小腸に炎症が起こるクローン病である。次に多いのがアレルギー疾患である。どちらも経済的に余裕のある家庭の子どもに起こることが多い。貧しい時代の日本では、我慢することが当たり前だったから、副交感神経反射によって引き起こされるような病気は少なかったのである。

これは、我慢を学ばせることにも通じると思うが、家の手伝いをさせることも必要だろう。些細《ささい》な用事でもよいから、必ず家の仕事を分担させる。勉強さえしていれば、家事など何もしなくてもいいと考えるような親は以《もっ》ての外である。

そして、実社会には勝ち負けがあることを知る必要もあるだろう。今の学校教育では、生徒を平等に扱うことが何より大切にされている。たとえば運動会の徒競走などでも順位をつけない。横並び一辺倒である。生きぬくことの厳しさをもっと教えるべきなのだ。実社会には競争が存在し、競争すれば負けることもあるという事実を知り、負けることに慣れておく必要がある。学生時代はその現実を知らなくてもなんとか過ごせるが、実社会に出れば、仕事や人間関係などでさまざまな強いストレスが、否応《いやおう》なしに襲ってくるのである。だから幼いころから、勉強やスポーツで、勝つ喜びと同時に、負ける辛《つら》さを知っておく必要がある。敗者になる苦しさも知っておくべきなのだ。

常識にとらわれない

一般の人でも、また医者でも、非常に勉強が出来る人は、あまりにも常識にとらわれてしまう危険性をはらんでいる。知識が豊富にありすぎて、真に基本的で大切な考え方が疎《おろそ》かになってしまうような事態も起こってくる。医者なら医学以前の常識を失ってはいけないのである。現代医学では、抗ガン剤やホルモン補充療法など、いろいろな対症療法が行なわれている。しかしそれは、本来は自分の体で作られている物質を外から投与するのであるから、自然の摂理に反する行為なのである。そういう基本的な概念を常に念頭に置いておかないと、過剰に投与してしまったり、長期間使用してしまったりする。対症療法に頼りすぎて、やがては破綻を来す事態に立ち至るのである。

いわゆる勉強が出来る人は、知識に縛られて自由な発想ができないという弊害も生まれてくる。どんなときも常に子どものような好奇心を持って、柔軟な発想を心がけることが大切だ。たとえば私の大学の院生でも、新しい発見をするのは、勉強ができる優等生というよりは、素直な心を持って自然体で実験に臨んでいる学生である。それまでの現象と違うものに接したときに、「あっ、これは面白い」と勘が働くのは、そんな学生に多い。疑問にぶつかったときに、すぐに図書館に出向いたり、インターネットで論文を調べるような学生は、考え方が固定化されがちで、なかなか新しい発見ができないことが多い。

新発見といわれるものも、実は日常のなかに何気なく存在していて、それに気づくか気づかないかの差にすぎないかもしれないのだ。私が現代医療では常識となって使われている痛み止めの弊害に気づいたのも、「血流を止めることによって治る病気があるのだろうか」と疑問に思ったのが始まりである。痛み止めは湿布薬に使われているように、血流を止めて冷やす。白血球の自律神経支配の発見にしても、他の人とは接点がほとんどない領域の研究の結果なのである。勉強して新しいことを見つけるというよりは、実験を続けてそこから新しいものを拾い出す。固定観念をはみ出したなかから大発見は生まれる。

現代医療そのものが専門化しており、臓器別に治療が行なわれることなども多く、治療の全体像が見えなくなってきている。自分の専門分野ばかり研究して、あたかも機械のパーツのように治療する傾向が出てきた。特に成績の優秀な若い医者にその傾向が強い。診療中も患者と目を合わせなかったり、相手の話をよく聞かなかったり、少しでも自分の専門を外れると他の医者に紹介しようとしたりする。それは専門家以前の問題で、人間としての基本を見失っているのだと思う。

体の不調を感じ、不安を抱えて病院を訪れた患者が、診察を受けたら、その不安が少しは軽くなって帰れるように努めるのが医者の本分だと思う。なかには逆に患者を脅かして、患者が、来るときよりもさらに肩を落として帰っていくようなケースさえある。それは医者自身が未知の部分に出くわしてしまったような場合に、往々にして起こっているようだ。ある意味では医者自身の不安を、患者を脅かすことによって解消しているともいえるし、忙しすぎることが医者の視野を狭めてしまっている面もあるのかもしれない。医者に限ったことではないが、他人に優しく接することができるのは、本人にゆとりがある場合なのだ。

また、働きすぎて過労死してしまうような人の場合では、なぜそんなになるまで気づかないのだろう、死ぬほど働かなくてもいいじゃないかと普通なら思うだろう。しかし、私たちは無我夢中になると、つまり交感神経緊張状態が持続しすぎると、痛みさえ感じなくなり、思考が極端に狭まってしまうのである。今起こっていることのなかで思考が堂々巡りになってしまい、行き着くところまで突進してしまうのだ。しかし、思考回路が一点に固定されてしまっていることに気づきさえすれば、引き返せるのである。

バランスの大切さ

これまで交感神経と副交感神経のバランスの大切さを述べてきたが、バランス感覚は、体だけの問題ではなく、ふだんの生活のなかでも重要だと思う。ガンになってしまうような人には、頑張り屋さんが多い。たとえば自分ひとりで会社を背負っているような気持に追い込まれて、責任感の塊になってしまうのである。せっかく医者から生活改善のいいアドバイスを受けても、生活パターンを変えなければ、治るものも治らない。そんな考え方そのものが病気をつくっているということを強調しておきたい。

人間は集団生活をする社会的な動物である。その基本はなにかといえば、互いに助け合って生きていくということだと思う。人間はひとりでは生きていけないのだ。時には他人に任せて、自分の仕事を減らしてみる。自分の思うように事態が進まず、それがストレスになってしまうと思われるかもしれないが、実際にやってみれば、それまで気づかなかった他人の能力をもっと引き出すことに繋《つな》がるかもしれない。考え方を柔軟に転換させて、臨機応変にうまくやっていくことが大切なのだろう。

現代では、社会性を保つことができないことが、病気の原因になっているといえるかもしれない。他人を信用して任せることができず、何でも自分でこなそうとするのもそうだろうし、他人を無視していじめたりするのも社会性の欠如といえるだろう。

交感神経と副交感神経も、社会や家庭における人間関係も、つまりはすべて、バランスが鍵《かぎ》を握っているのである。

おわりに

一見すると医学は進歩している。しかし、病気はなかなか治せない。この矛盾はなぜ起こるのであろうか。私は、進むべき方向性が間違っていて、医学の進歩が医療に役に立つように向かっていないのではないかと思う。

現代医療に携わっている人たちのほとんどは、医学に対して、次のような基本概念をもっているのではないか。

〈考えの1〉人間は複雑に進化したので、遺伝子やその分子構成などに間違いが起きやすい。そういう遺伝因子がある人は、高血圧症、糖尿病、ガン、その他の生活習慣病になってしまう。今は薬を用いて対症療法を行なうしかないが、いずれ遺伝子治療や再生医学が発達すると、悪い遺伝子、細胞、組織などを置き換えることによって病気を克服できる。

一方、そんな固定観念に捉《とら》われない、次のような考え方もある。

〈考えの2〉人間や生物は三十五億年の歴史を刻み進化してきた。このため、遺伝子を含めてめったなことで生体系は間違いを起こさない。しかし、私たちは進化で獲得した体の機能の、それ以上や以下の生き方をしてしまうことがある。頑張り過ぎたり悩んだり、逆に、おいしいご馳走《ちそう》をたくさん食べてほとんど運動しない、などである。そして、このような適応を超えた生き方が、私たち自身の体の機能を破綻《はたん》させ病気をつくっている。病気を治すには生き方、考え方を正しくして、許容範囲までもってゆく必要がある。

今回、医療に従事する人たちはもちろん、一般の人たちにも、〈考えの1〉から脱却して〈考えの2〉を持ってほしいと思ってこの本を書いた。

本書のなかで何度も述べたことであるが、ほとんどの病気は自律神経のバランスの崩れから起きる。生き方や考え方をもう一度見直して、生物が本来持っている「生きる力」を最大限に活用すればよいのだ。医学や医療がどんなに進歩しても、病気から脱却するのは、最後はその人自身の力なのである。医者や薬は、それを最善の方法で手助けする。それが基本だと思う。

新潮社出版部の辛島美奈さんも、私のこうした考えに同調してくれたので、二人とも力が入り、かなり良い本ができたのではないかと思っている。ここに感謝の意を表したい。

二〇〇三年十月

安保　徹

文庫版あとがき――近況と新しい発見

本の出版でも講演でも、同じ事を書いたり話していては、聴く方も飽きてしまうし、自分自身もあまり気持ちが乗ってこない。このような理由で、一度書いたことをその後の出版で多少くり返し述べることはあっても、すべてではないわけである。ちょうど『こうすれば病気は治る――心とからだの免疫学』を書いた二〇〇三年は、自分の取り扱う分野を拡《ひろ》げようとする意欲の強い時期であった。従って、この本には他の著書にはない拡がりがあると思っている。これが今回文庫版として、多くの読者に読んでもらいたい理由である。

しかし、執筆は六年前の事なのでここで近況を述べてみたい。特に、ここ一年で大きな展開が私の中にあったのでそれを紹介する。

多くのガンの研究者は、「多段階発ガン説」という考え方でガンの形成を説明しようとしている。もし、遺伝子異常が多段階に目的無しに進んでガン形成に至るとすると、きちんとガン形成が起こり続けている現実と矛盾するような気がする。ある目的があって正確にガンが出来ていると考えた方が矛盾が無い。その理解に必要なのが私達の中の「エネルギー生成系」である。私達は一つの生命体なのに二つのエネルギー生成の方法を持っている。嫌気的解糖系と好気的ミトコンドリア系である。

嫌気的解糖系は低体温と低酸素でエネルギーがつくられ瞬発力や細胞分裂に利用されている。一方、ミトコンドリア系のエネルギーは高体温（三十七度以上）とふつうの酸素存在下でつくられ、持続力に利用されている。この二つのエネルギーをバランス良く分配して私達は生きているわけである。

このように、不思議な二つのエネルギー生成系から成っているのは、私達真核細胞生物が二つの生命体の合体から出来たためと考えられている。約二十億年前の酸素の少ない（一パーセント以下）地球での出来事である。私達の先祖細胞は、その頃まだ酸素無しで生きる「解糖系生命体」であった。しかし、光合成細菌であるシアノバクテリアの放出する酸素で、少しずつではあるが大気の酸素濃度が上昇していた。

これと同時並行して、酸素を使って効率良くエネルギーをつくる「ミトコンドリア生命体」も誕生していた。そして、「解糖系生命体」に「ミトコンドリア生命体」が合体するという出来事が起こったのである。約八億年かけて両者には安定した寄生関係が成立し、本当の私達の先祖である真核細胞生命体が生まれた。

今でも、二つのエネルギー生成系の使い道は異なっている。そして、子供から大人へ、大人から老人へと、このエネルギー生成系の変動もある。子供時は分裂（成長）と瞬発力が中心なので、主に解糖系への依存が強いように思われる。大人は両者の調和の時代である。老人になるとミトコンドリア系が優位になって一生を終える。老人は、エネルギー効率の良いシステムが働くのでたくさん食べなくてよくなる。

大人の調和の時代に、ガツガツ食べて、猛烈に働き、休息の少ない生き方をするのは解糖系中心の生き方であろう。自律神経レベルでは交感神経が緊張に傾き血管収縮が起こり、低体温、低酸素の内部環境となる。そうなると、この条件ではもう一度二十億年前の「解糖系生命体」に先祖返りするのが良い、ということになる。これが発ガンのメカニズムであろう。

こうした発ガンのメカニズムがわかるとガンは悪い病気ではなく、苛酷《かこく》な内部環境に適応するための生体反応なのだと理解できる。ガンにおびえる必要はなさそうである。ガンを消滅させるには、再びミトコンドリア系が優位の内部環境に戻してやればいいわけである。そのためには、

1　からだを温める

2　深呼吸をする
3　野菜などを食べて免疫力を上げる
4　迷いの心を感謝の心に切り替える
ということが大切なのである。

二〇〇九年春

安保　徹

この作品は二〇〇三年十一月新潮選書として刊行された。

安保徹著
病気は自分で治す
—免疫学101の処方箋—
病気の本質を見極め、自分の「生き方」から見直していく——安易に医者や薬に頼らずに自己治癒できる方法を専門家がやさしく解説。

天野恵市著
ボケずに長生きできる脳の話
長生きに必要な脳のエネルギーを心得て、思う存分、長生き人生を愉しもう！ 役立つ食べ物、飲み物も紹介。元気な長寿生活の極意。

多田富雄
南伸坊著
免疫学個人授業
ジェンナーの種痘からエイズ治療など最先端の研究まで——いま話題の免疫学をやさしく楽しく勉強できる、人気シリーズ第2弾！

岩宮恵子著
思春期をめぐる冒険
—心理療法と村上春樹の世界—
思春期は十代だけのものではない。心理療法の実例と村上春樹の小説世界を通じ、大人にとっての思春期の重要性を示した意欲作。

大平健著
診療室にきた赤ずきん
—物語療法の世界—
赤ずきん、ねむりひめ、幸運なハンス、ももたろう……あなたはどの話の主人公？ 精神科医が語る昔話や童話が、傷ついた心を癒す。

河合隼雄著
こころの処方箋
「耐える」だけが精神力ではない、「理解ある親」をもつ子はたまらない——など、疲弊した心に、真の勇気を起こし秘策を生みだす55章。

小澤征爾
広中平祐著

やわらかな心をもつ
―ぼくたちふたりの運・鈍・根―

我々に最も必要なのはナイーブな精神とオリジナリティ、即ち〈やわらかな心〉だ。芸術・学問から教育問題まで率直自由に語り合う。

山口瞳
開高健著

やってみなはれ
みとくんなはれ

創業者の口癖は「やってみなはれ」。ベンチャー精神溢れるサントリーの歴史を、同社宣伝部出身の作家コンビが綴った「幻の社史」。

黒柳徹子著

小さいときから
考えてきたこと

小さいときからまっすぐで、いまも女優、ユニセフ親善大使として大勢の「かけがえのない人々」と出会うトットの私的愛情エッセイ。

白洲正子著

おとこ友達との会話

赤瀬川原平、河合隼雄、多田富雄、養老孟司、ライアル・ワトソンら9人の才気溢れる男たちとの、談論風発、知的興奮に充ちた対談集。

清水久典著

死にゆく妻との旅路

膨れ上がる借金、長引く不況、そして妻のガン。「これからは名前で呼んで……」そう呟く妻と、私は最後の旅に出た。鎮魂の手記。

岡田信子著

たった一人の
老い支度 実践篇

一人でも(だからこそ?)楽しく、賢く、堂々と生きよう。老いと向き合う年代を笑って乗り切るための、驚きと納得のマル得生活術。

佐藤隆介
近藤文夫
茂出木雅章著

池波正太郎の食卓

あの人は、「食通」とも「グルメ」とも違う。本物の「食道楽」だった。正太郎先生の愛した味を、ゆかりの人々が筆と包丁で完全再現。

開高健
吉行淳之介著

対談 美酒について
—人はなぜ酒を語るか—

酒を論ずればバッカスも顔色なしという二人が酒の入り口から出口までを縦横に語りつくした長編対談。芳醇な香り溢れる極上の一巻。

開高健著

地球はグラスのふちを回る

酒・食・釣・旅。——無類に豊饒で、限りなく奥深い〈快楽〉の世界。長年にわたる飽くなき探求から生まれた極上のエッセイ29編。

平松洋子著

おいしい日常

おいしいごはんのためならば。小さな工夫から愛用の調味料、各地の美味探求まで、舌が悦ぶ極上の日々を大公開。

有元葉子著

有元葉子のごはん上手

いつもの食事をおいしく、ふだんの暮らしを楽しく！本物を味わって素敵に生きるために——有元流料理の基本と極意を大公開！

石田節子著

石田節子のきものでおでかけ

かんたん、らくちん着付けが石田流。職人さんの手仕事、「和」の楽しみ……着物の奥深い魅力を知って気楽におでかけしましょう！

新潮文庫最新刊

安保徹著
こうすれば病気は治る
―心とからだの免疫学―
病気の治療から、日常の健康法まで。自律神経と免疫システム、白血球の役割などを解説。体のしくみがよくわかる免疫学の最前線！

田崎真也著
ワイン生活
楽しく飲むための200のヒント
ワインを和食にあわせるコツとは。飲み残した時の賢い利用法は？　この本で疑問はすべて解決。食を楽しむ人のワイン・バイブル。

櫻井寛著
今すぐ乗りたい！「世界名列車」の旅
標高5000mを走る青蔵鉄路、世界一豪華なブルートレイン、木橋を渡るタイのナムトク線……。海外の魅力的な鉄道45本をご紹介。

J・アーチャー
永井淳訳
誇りと復讐（上・下）
幸せも親友も一度に失った男の復讐計画。読者を翻弄するストーリーとサスペンス、胸のすく結末が見事な、巧者アーチャーの会心作。

チェーホフ
松下裕訳
チェーホフ・ユモレスカ
―傑作短編集Ⅱ―
怒り、後悔、逡巡。晴れの日ばかりではない人生の、愛すべき瞬間を写し取った文豪チェーホフ。ユーモア短編、すべて新訳の49編。

M・シェイボン
黒原敏行訳
ユダヤ警官同盟（上・下）
ヒューゴー賞・ネビュラ賞・ローカス賞受賞
若きチェスの天才が殺され、酒浸り刑事とその相棒が事件を追う。ピューリッツァー賞作家によるハードボイルド・ワンダーランド！

こうすれば病気《びょうき》は治《なお》る

—心とからだの免疫学—

新潮文庫　あ-59-2

平成二十一年六月一日発行

著者　安《あ》保《ぼ》徹《とおる》

発行者　佐藤隆信

発行所　株式会社　新潮社

郵便番号　一六二―八七一一
東京都新宿区矢来町七一
電話　編集部(〇三)三二六六―五四四〇
　　　読者係(〇三)三二六六―五一一一
http://www.shinchosha.co.jp

価格はカバーに表示してあります。

乱丁・落丁本は、ご面倒ですが小社読者係宛ご送付ください。送料小社負担にてお取替えいたします。

印刷・大日本印刷株式会社　製本・株式会社大進堂

ISBN978-4-10-135032-5 C0147